-48kg でも リバウンドなし。別人に生まれ変わる

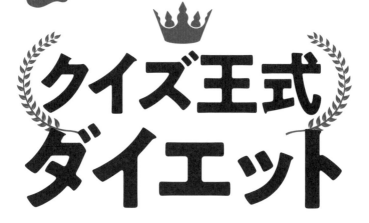

クイズ王式 ダイエット

古川洋平

幻冬舎

科学的で普遍的、リバウンドしない
「クイズ王式ダイエット」の全貌

あらゆるダイエットの「共通点」を分析、
頭がいい人が導き出した「効率的な痩せ方」

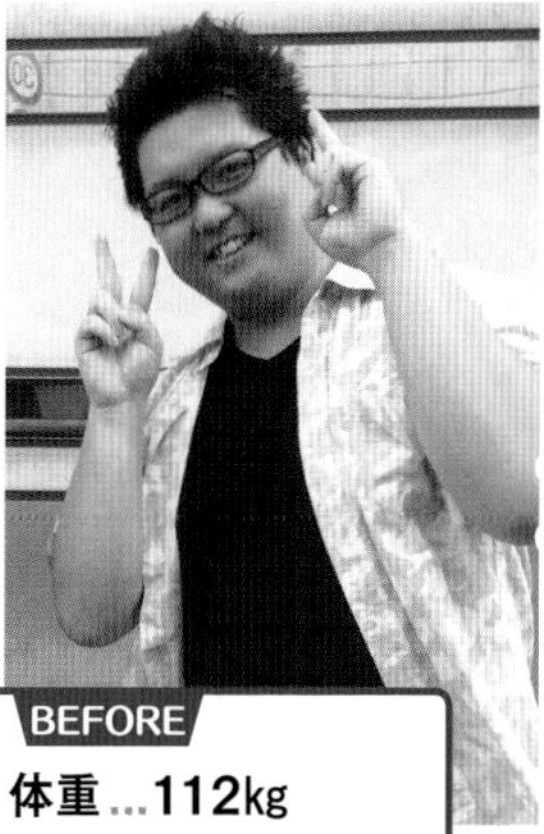

BEFORE

体重…112kg
体脂肪率…34％
BMI…36.5（肥満3度）
ヘモグロビンA1c…6.5％
中性脂肪値…200mg/dl
HDLコレステロール値…38mg/dl
肝機能値（γ-GTP）…105

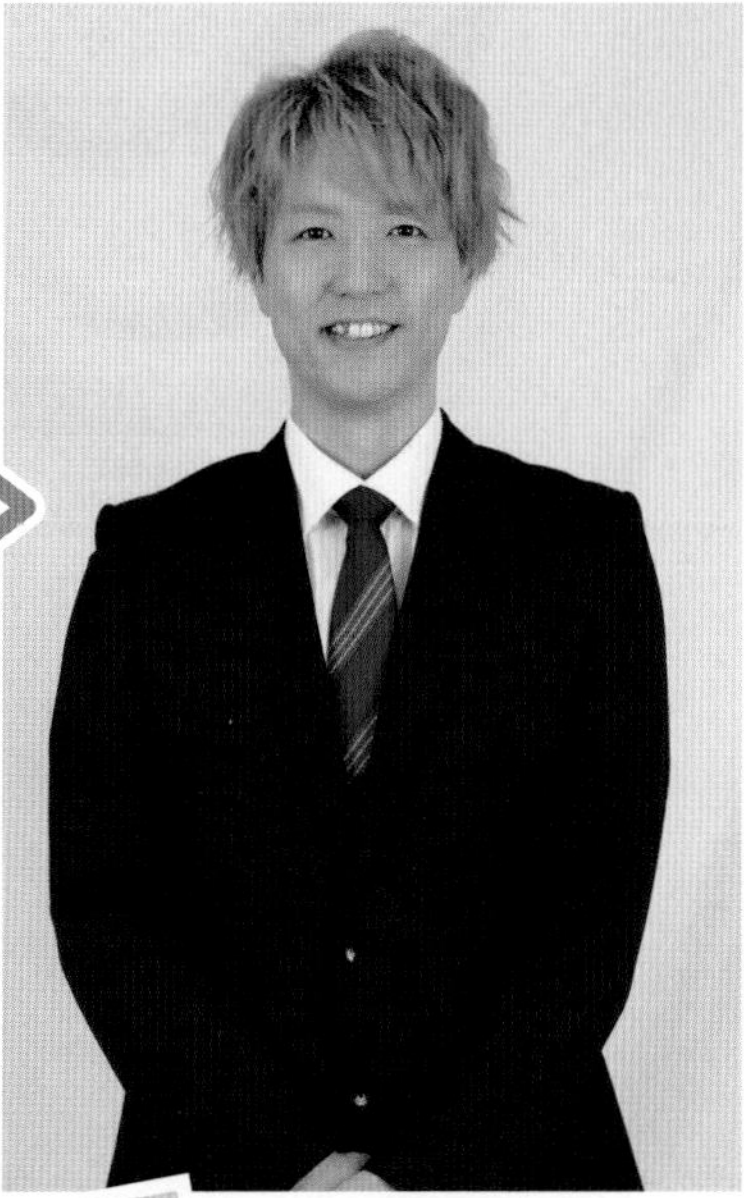

AFTER

体重…64kg −48kg
体脂肪率…11％ −23％
BMI…20.9 −15.6
ヘモグロビンA1c…5.0％ 正常化
中性脂肪値…55mg/dl 正常化
HDLコレステロール値…64mg/dl 正常化
肝機能値（γ-GTP）…58 正常化

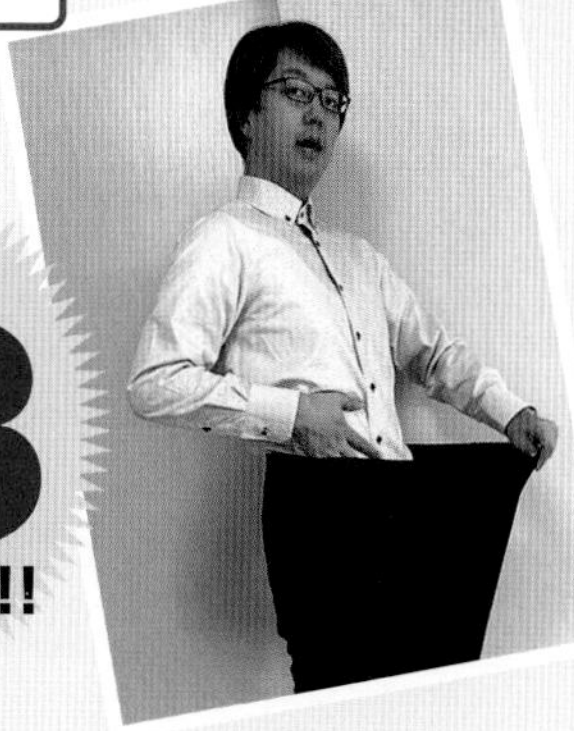

10ヶ月で
マイナス48キログラム!!!

クイズ王式ダイエットの極意 5ヶ条

がむしゃらな努力は嫌い。「太る理由」を理解する

→第2章「ロジック編」へ

まずは3週間、何もせず「記録」だけをつける

→第2章「ロジック編」へ

中学の家庭科「PFCバランス」を理解する

→第3章「実践編 ～摂取～」へ

代謝を上げるなら、筋トレより「肝活」！
なぜヘパリーゼがいいのか？

→第4章「実践編 ～消費～」へ

クイズ王式ダイエットを支えた
『リングフィット アドベンチャー』

→第4章「実践編 ～消費～」へ

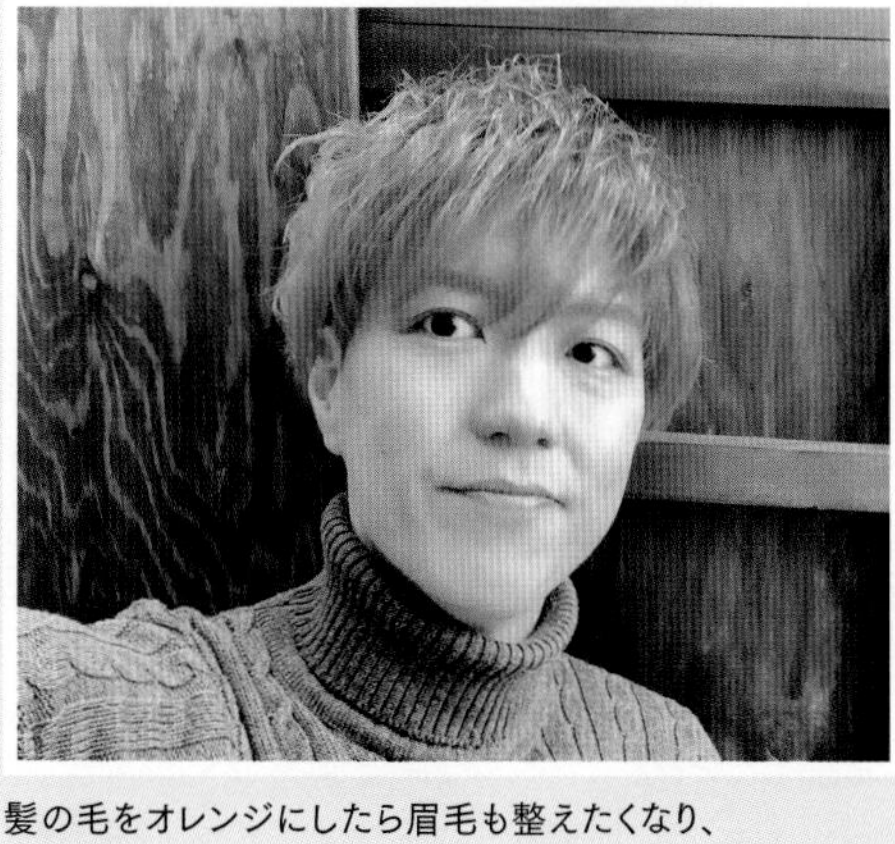

髪の毛をオレンジにしたら眉毛も整えたくなり、
歯の矯正も検討中。世界が広がる。

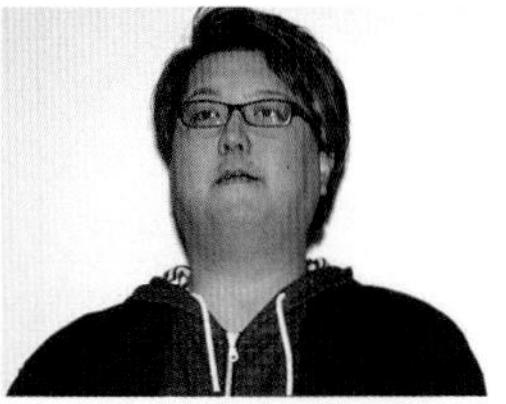

20代で100キロ超え、10年以上太り続けていた。

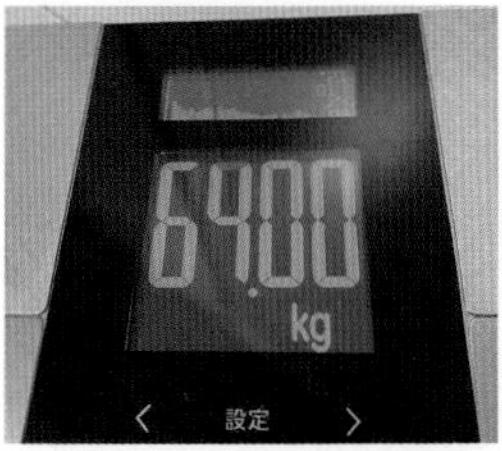

きちんと戦略をたて、適切な努力をすれば、結果はついてくる!!　それを実践・証明した輝ける64キログラムを示す体重計（計測日：2021年1月8日）

-48kg でも リバウンドなし。別人に生まれ変わる

クイズ王式ダイエット

古川洋平

幻冬舎

-48kgでもリバウンドなし。
別人に生まれ変わる
クイズ王式ダイエット

目次

はじめに

第1章 112kg→64kg 48kgのダイエットに成功した僕の10ヶ月

第2章 「雰囲気」こそダイエットの最大の敵

クイズ王式ダイエット ロジック（論理）編

第3章 クイズ王式ダイエット 実践編 ～摂取～
PFCバランスを制する者はリバウンドを制す

第4章 運動が苦手な僕が見つけたカロリー消費のコツ

クイズ王式ダイエット 実践編 ～消費～

第5章 デブが痩せたらどうなるのか ダイエットのその後

おわりに

はじめに

皆さん、初めまして。クイズ作家の古川洋平と申します。普段はクイズ番組や企業広告、イベントなどで使われるクイズの問題を作成しながら、クイズの楽しさを伝えるYouTuberとしても活動しています。

この度、僕がこの本を書くことになったのは、**48kgのダイエットに成功したからです。112kgから64kgへ。**10ヶ月に及ぶ道のりで、僕は健康的な身体《からだ》を手に入れました。しかし、そこに至る過程で、健康な身体だけではない、場合によってはそれ以上に大事な学びや発見を手に入れることもできました。

今回、僕は本書を通じて、皆さんに僕が実践した「痩せるためのメソッド」をお伝えしたいと思います。そしてさらに、「ダイエットとは何か」「そもそもなぜ痩せるのか」など、僕がこの期間に考えたテーマや気づきについてもお話しできたらなと思っています。

さて、それにしても48kgのダイエットというのは、改めて考えてみてもなかなか派手なお話ですよね。「ちょっと痩せてみた」というニュアンスのダイエットでないことはご理解頂けるかと思います。本書を手にとってくださった方の中にもそれを受けて「今回こそは痩せてやる！」と、並々ならぬ意気込みの方もいらっしゃるかもしれません。

これだけの**大幅なダイエットを成功させるには、途中で心が折れないだけの「強い動機」が必要**でした。

僕が今回、このダイエットに踏み切った背景には、動機となる2つのキッカケが存在したのです。

古川さんはかっこいい

「古川さん、痩せててかっこいい！」

これまでに言われたことも無い褒め言葉に驚いて、Twitter のタイムラインを二度見しました。2020年1月。112kgの僕は冬の寒さも気にすることなく、日々を忙しく生きていました。

そんな時、Twitter のリプライでこんなことを言われたのです。いったい何がどうしたのか、新手の冷やかしか!? と思うも束の間、その理由ははっきりしました。

そのフォロワーさんは、僕がアップロードした2016年当時の僕の写真を見て、リプライをくれたのです。要は「この時の古川さん、今と比べたら痩せててかっこいい！」という意味合いだったのです。なるほど合点がいきました。確かに僕には「かっこいい」という言葉はもちろん、「痩せている」なんて言葉がかけられるはずがありません。喜んだ僕がバカだった、適当に「いいね！」ボタンだけ押そう……と思っていたその時。ふと、疑問が頭をよぎりました。

たった今、僕は「自分には痩せているなんて言われる資格が無い」と思ったわけです。理由はその体重。100kg超えの巨漢《きょかん》の僕が、痩せていると人に判断されるわけがない、という理屈です。

しかし、それだと矛盾が生じてしまいます。というのも、その**フォロワーさんが「痩せててかっこいい!」と言った2016年当時の僕も、見事に100kgを超えた立派な巨漢だった**からです。

元々理屈っぽい僕には、このリプライが妙に引っ掛かりました。2016年当時、100kgを超えていた僕は、当然他人から「痩せている」なんて言われたことはありませんでしたし、今と同じく「僕には痩せていると言われる資格なんて無い」と思って生きていました。

しかし、2020年。さらに太った古川の登場により、2016年の古川は100kgを超えながらにして「痩せている」という言葉をかけてもらえるようになったのです。すごくないですか？　100kg超級の痩せ男、爆誕《ばくたん》の瞬間です。

その時、僕はふと思いました。もしかすると、今の僕も数年後「痩せててかっこいい」と言われるのではないかと。

このままさらに太って老化して醜《みにく》くなっていった未来で、過去を振り返った時に初めて「2020年の古川さん、かっこよかったなぁ」と言われる。2020年の古川がかっこいいと言われるためには、2021年以降の未来に醜い古川が登場することが必須条件であるということなのです。

「今は!?　今の僕はどうなの!?」

「ていうか言うなら2016年の段階で言って!?　そしたらダイエット頑張ったかもしれないのに！」

時すでに遅し。今よりもまだ「マシ」だった2016年の僕には、もう戻れません。

失って、比較されて、ようやく生まれてきた「当時の方がまだ良かった」という評価。見た目について褒められることなど無いと半ば諦めていた人生だからこそ、「かっこいい」と過去を褒められたことが、とても虚しく、でもほんの少しだけ嬉しく、そんな不思議な気持ちが、僕の中に強く残りました。

「今の僕が褒められることって、一生ないのかなぁ……」

冒険へ出かけよう

本書を手にとってくださっている方の中には、ぽっちゃり体型に悩まれている方も多いかと思います。僕を見て「あんなに太ってるおじさんが痩せたんだから、私も痩せられるかも!?」と思われた方もいらっしゃるかもしれません。

僕は20年以上にわたってデブをやらせてもらっていた「ベテランデブ」ですので、そういう方のお気持ちは痛いほどわかるつもりです。

今、僕はいわゆる自虐で「デブ」と言ったわけですが、皆さんはそもそも「太っている人をバカにしても良い空気」みたいなものを感じたことはありませんか?

他の身体的特徴をイジるのはご法度みたいな空気の中「デブ」はイジって良いし、悪口としても言って良い空気があったりしますよね。僕も生涯で何度も「デブ」と罵られては、笑って受け流しながらも、悲しい気持ちになってきたものです。

しかし、「デブ」が他の悪口よりも軽視されている理由も、何となくわかります。それは「自業自得なことが多い」からです。

もちろんご病気や体質などでご本人の努力とは裏腹に肥満体になってしまっている方もいらっしゃいます[illegible]く、そういう方に体型をバカにするような言葉は絶対にかけてはいけません。

ただ、かつての僕のように、運動もせず、好きなものを食べ、あー痩せたいなぁ、でもちょっと億劫《おっくう》だなぁ、でも痩せる気はあるんだよなぁ、まあラーメンでも食べて考えるか、と生きてきたようなタイプの人は「自業自得で太ってきた人」といえます。

そういう自己管理ができていないという負い目があるから、イジられてもバカにされても、強く言い返せない。見た目には個性がありますが、敢《あ》えて努力して太っている人というのは滅多にいません。

だからこそ、**バカにされても言い返せない悔しさがあるし、悔しいのにちゃんと痩せられない自分にさらに不甲斐なさを感じてしまう。**「不健康だ」と自覚しているからこそ、健康な人に何を言われても、返す言葉が無いのです。

不健康である事実は、世間からの声以外にも僕たちの元へ届けられます。例えば健康診断。ズラッと並んだ「要検査」の文字に見覚えがある人も多いかもしれません。僕なんかは要検査の常連で、検査しなくて良い項目があったらそっちが目立つほど。だから「やばい！　検査しなきゃ！」なんて気持ちは次第に薄れていって、「太っている人っていうのはこういうものだ。何ならこれだけ数値が悪いのに、日常生活をちゃんと送れていてありがたいじゃないか」なんて突然ポジティブになったりすることもあるくらいでした。

前職の公務員時代に「要検査」の診断を頂いた僕は、それ以来、家の近くの内科にかかって、定期的に薬を処方してもらっていました。血中脂肪、尿酸《にょうさん》、血糖値《けっとうち》……とにかく悪くなりそうなところが全部悪い。**体重の増加とともに、薬の種類も増える一方**でした。

診察のたびに内科の先生は優しく「少しでも良いから運動しましょうね」と言ってくれますが、それはもう人生で何度も試みてきてダメだった道です。ジョギングしたこともありました。ジムに通ったこともありました。でも、続きませんでした。雨が降ったからジョギングを休み、風邪をひいたからジムを休み。一度水を差されると、最初にどれだけやる気があっても、そこで意志はくじけてきました。

「少しでも良いから運動しましょうね」

今回も先生は優しく僕に声をかけてくれます。

「はい、できそうだったら頑張ります」

絶対に頑張らない人特有の返事をしかけたところでふと、疑問が湧きました。

僕はかつて、中学時代にバスケットボール部に所属しており、その3年間だけ、普通体型だった経験があるのです。今では運動が続かない僕が、その時期だけバスケットボールを続けられ、体型も普通だったのはなぜなのか。

それはひとえに「バスケットボールというスポーツが楽しかった」からだと気付いたのです。

クイズなどの勝負事が好きな僕にとって、**他人と競わないジョギングや筋トレは単調に感じられてしまい、長続きしない**のです。

「はい、できそうだったら頑張りま……」

出かけた言葉をグッと飲み込んで、僕は初めて、自分の素直な気持ちを打ち明けることにしました。

「……先生、実は僕、ゲーム性が無い運動はできないみたいなんです。ジョギングも筋トレもやったんですが続かなくて……」

いつもの僕だったら、適当に返事をして病院を後にしていたでしょう。でも先日のTwitterの一件が気になっていた僕は、**自分が運動しない「理由」について、少しだけ踏み込んでみた**のです。

先生は僕の突然の吐露《とろ》にも態度を変えることなく、うんうんと深く頷きました。そして少しの逡巡の後、僕にこう言ったのです。

「それじゃあ、『リングフィット　アドベンチャー』をやりましょう」

えっ、そんなに具体的に商品名出す!?　しかもゲームを薦めるってこの先生正気!?

こうして僕はこの先ずっと信頼を置くことになる先生と、健康に関する会話をするきっかけを得ました。この日から、僕の長い冒険《アドベンチャー》の旅は、幕を開けたのです。

コロナvs仕事マン

素晴らしい先生と出会い『リングフィット アドベンチャー』を始めた僕は、みるみる痩せて64kgになったのだった！　完！

という具合に話が進むわけもなく、僕は先生に言われて購入した『リングフィット アドベンチャー』を部屋の隅に置いたまま、毎日の仕事に勤しんでいました。

僕は「クイズ法人カプリティオ」というクイズ制作会社を経営しています。一応社長ということになるのですが、小さな会社なので営業や経理も僕が担当しています。僕が仕事を取って来ないと会社は成り立ちません。僕には家族もいますし、大事な社員もいます。

公務員時代とは比べ物にならないくらいのハングリーさで、毎日ヒマがあれば新しい仕事を取って来よう、生み出そうと必死でした。

そんな多忙な毎日の中で、ゲームをする時間というのは優先的に削られていきました。遊んでいるヒマがあったら仕事をしたい。当時はそんな考え方でした。**仕事自体は楽しいし、自分は仕事のために生きていると思っていた**んです。

そうすると、『リングフィット アドベンチャー』なんてやっているヒマはありません。何せ実際に身体を動かすゲームだし、1プレイにもそこそこ時間がかかると言います。忙しくて、かつ運動も億劫な僕には最も向いていないゲームです。

「まあ、ヒマになったらやればいいか」

そんなことを言いつつ、ヒマな日ができたら別の仕事を入れて……の繰り返し。いつまで経っても、そのパッケージが開封されることはありませんでした。

2020年3月。世は新型コロナウイルスの脅威《きょうい》にさらされることになります。まさか、全員がマスクをして外出する時代がやって来ようとは。世界中の誰もが予測しなかった事態でしょう。

当然僕の仕事にも影響はありました。特に、毎月やっていたクイズイベントは、開催できる状況ではなくなってしまいました。毎月一生懸命準備して、クイズ初心者〜中級者を対象に開催していた恒例行事。6年続いたこの仕事も、コロナの脅威には勝てませんでした。

しかし影響は、失うだけではありませんでした。緊急事態宣言が発令されると、今まで都心に出向いて行っていた打ち合わせはすべてオンライン上で行われるようになり、仕事の足しになればという気持ちもあって参加していたお付き合いの飲み会はパタリと無くなりました。僕を取り巻く環境は、色々な意味で大きく変わっていきました。

それでも僕は「この間に新しい仕事ができるぞ！」という調子で、空いた時間に仕事を詰めて、まだまだ働く意気込みでした。本当に仕事が好きだったし、何より仕事をしていないと、自分の人生の意義を感じられなかったんだと思います。

そんな半ばワーカホリック状態だった僕にも、ついに変化が訪れます。

「やる仕事が無い」

もともと仕事が遅いタイプではなかった僕。イベントをやらない、会議に出かける往復の時間も無い、お付き合いの飲み会も無い……。余った時間を使って意気揚々とやってい
た新しい仕事も片付いて、ついに「お休み」の日がやってきたのです。

ちゃんとした休みなど数年間取ったことのなかった僕は、いったい何をして過ごしたら良いのかわからなくなりました。突然目の前に自由が現れると、不自由だった人間は狼狽してしまうのです。

ひとまず、部屋で寝転がることにしました。ごろんとして天井を見ていると、何だか忙

しく働いてきた自分が、不思議に思えてきました。
「毎日仕事して、仕事して、いつまで働くつもりなんだろう」
遣り甲斐を求めて公務員という安定の職を辞し、始めたクイズ作家という職業。とても楽しいけれど、人生をどうしたいか考える前に走り始めてしまった印象があり、改めて考えると自分が何をしたいのか、ハッキリ見えていないことに気が付きました。

「あ～考えても答えは出ない！」

諦めて起き上がろうとした時、ふと部屋の隅に置いてある『リングフィット アドベンチャー』が目に入りました。そういえば1月に買ったままだったな。ヒマになったらやろうと言ってたんだっけ。今、ヒマっちゃヒマだな。でもめんどくさいな。でも、ヒマっちゃヒマだな。

こんなにやるだけの条件が揃っても、なかなかやろうとしません。**さすがベテランのデブ、痩せそうなことはなかなかやらない**のです。

「仕方ない！　自分との約束だ、ヒマになったから1回はやってみよう！」

コロナの影響によってできた久しぶりの「ヒマな日」が、僕の重い腰をあげさせました。テレビにゲーム機を接続し、起動します。

『リングフィット アドベンチャー』は、リングコンと呼ばれる輪っか型のコントローラーを操作しながら、実際にその場で足踏みをしたりしてゲームの中のキャラクターを操作するゲームです。RPG仕立てになっていて、敵キャラを倒すためには、スクワットをしたり、ヨガのポーズをしたりする必要があります。それらを繰り返しているうちに健康になりますよ、というのが売りなのです。

運動をやめて20年以上。本当に何もやって来なかった僕は、その場で足踏みをしたり、軽く自重を使った運動をするだけで冬だというのに汗だくになり、息も絶え絶え、1時間後にようやく初回のプログラムを終えられたのです。
『ドラゴンクエスト』や『ファイナルファンタジー』のブームが直撃した世代の僕にとって、この初回の『リングフィット アドベンチャー』は、ゲームとしてめちゃくちゃ面白いとは感じませんでした。ただ、運動させる動機付けとしてはまあまあかなという印象です。評論家になった気分でゲームに採点をし、汗を流すためにお風呂に入り、その日は少し早めに眠りにつきました。

焼肉、許さない

翌日。まるで別世界にいるような気持ちで目が覚めました。**気持ちが爽やか。頭が重くない。目がぱっちり開く。**何だか今日は調子が良さそう。どうしてだ？　理由を考えると、思い当たる節は一つだけです。

もしやと思って体重計に乗りました。こんなこともあろうかと、昨日『リングフィットアドベンチャー』をする前に、体重計に乗っておいたのです。体重計の数値は、昨日よりも僕の体重が減少していることを示していました。

「痩せたやん！」

僕は久々に「痩せる」ということを実感しました。朝から調子が良いのも、昨日運動したからに違いありません。すると途端に、運動するのは良いこと尽くめな気がしてきました。

その日も『リングフィット アドベンチャー』をしっかりやって就寝。翌日計量すると、また体重が減っています！

「最高だ！　このまま生活していれば痩せられそう！」

僕の気分は最高潮《さいこうちょう》でした。ハイテンションのまま、その日の夜は大好物の焼き肉を食べました。この生活を繰り返していれば、夢にみた「普通体型」を手に入れられるかもしれない！　いつもよりサンチュやキムチを多めに食べるなどしっかり健康に気を遣った僕は、明日の体重測定を楽しみに床に就きました。

翌日。朝起きてワクワクしながら体重計に乗った僕は驚愕《きょうがく》します。

「ふ、増えてる……！」

何と、体重は減るどころか増えていました。さらにショックだったのは、**昨日より増えていたのではなく、運動を始めた2日前よりも増えていた**ことです。

「この2日間めっちゃきつかったのに！　それを1日の焼き肉で無駄にしてしまったというの!?　何だこの仕組み！」

僕は怒り狂いました。当時の僕にとって1日1時間の運動というのは本当に大変なことでした。それを一度の食事でフイにしてしまうなんて。結局、運動なんてほとんど痩せる効果はないし、所詮は一度の食事でダメになってしまうものなんだ。僕はすっかり拗ねてしまいました。

いつもなら、ここでダイエットは終わりにして、諦めて今までの生活に戻る。それがパターンでした。しかし、この時の僕はとにかく腹が立っていた。**意を決してやった「20年ぶりの運動」が無駄になったのが、どうしても許せなかった**のです。

「わかった！　もういい！」

「あんなに頑張って運動したのが一度の食事でダメになるってことは、食事にはそれだけの影響力があるってことだよな！」

「じゃあ運動なんてしないで、食事に気を付ければ痩せられる理屈なはずだよな！」
「だったらめちゃくちゃ研究して、絶対に痩せてやる！　この2日間の運動を無駄にした焼き肉を、俺は絶対に許さんぞーっ！！！」

僕の怒りの矛先《ほこさき》は「食」に向かいました。
後に、この矛先の向け方はあながち間違っていなかったと証明されていくことになるのですが、今思えば何とも短絡的《たんらくてき》な怒り方って感じですね（笑）。

Twitterのリプライという「意識的な動機」、内科の先生に薦められた『リングフィットアドベンチャー』という「行動的な動機」、それが、コロナ禍で生まれた突然の空いた時間や調子に乗って食べた焼き肉といった色々な偶然と重なって、ついに僕の心に火がつきました。

思い返せば、奇跡のような偶然だったかもしれません。

それほど、20年太り続けた僕の腰は重かったのです。

ついに僕は、ダイエットすることを決意しました。

闇雲な努力が嫌い

僕が最初に「クイズ王」と呼ばれたのは、高校2年生の夏。『アタック25』の高校生大会で優勝した時でした。翌年には『タイムショック21』の第1回高校生大会にも優勝し2冠を達成。その実績を引っ提げて、立命館大学に「クイズ推薦《すいせん》」で入学しました。

人生の大事な関門の一つ「大学入試」をクイズの力で済ませてしまったという事実は、僕に「自分の人生＝クイズ人生」と自覚させるには十分でした。僕はその後の大学生活4年間を、すべてクイズに捧げました。

現在、世はクイズブームとなり、クイズをする人口も増えました。しかし僕がクイズに熱中していた20年ほど前は「クイズ冬の時代」と称されるほど下火の時代で、プレイ人口も少なく、また競技としての研究も十分になされていない状態でした。

クイズといえば理知的なイメージを持たれる方も多いと思います。しかし当時僕の周りでは「テレビで優勝したことがある人は勝負の流れを引き寄せやすい」とか「女性は何かを持っているから予選通過の最後の1枠に滑り込みやすい」というような理屈が普通にまかり通っていました。僕は僕で、勝負には人間の精神状態が反映される部分が十分にある点は納得していましたが、「性別によって予選を通過するかしないかは関係ないよな」と現実的な視点も持っていました。

それと同時に、まだこのクイズの世界、特に「早押しクイズ」の世界は研究が不十分だということも強く感じていました。その未開拓《みかいたく》な部分を解明したら、この「テレビ出演歴が流れを引き寄せる」とか「女性は何かを持っている」とかの正体もわかるのではないか。僕は文系なのですが、この大好きなクイズという文化に、科学的にメスを入れたいと思ったのです。

その後、僕は数々の問題を分析し、早押しクイズにおけるメソッドを確立しました。実際どのようなメソッドだったかを説明するとそれだけで一冊の本になってしまうので（笑）省略しますが、僕はこの「攻略法」ともいえるメソッドを軸にクイズを展開し、学生日本一決定戦にあたる大会で3連覇《れんぱ》を達成できました。

クイズというのは、多少なりとも運が絡む競技です。だから、同じルールで争っても、毎回同じ人が勝つ方が難しい。その常勝を阻む「波」に抗うために、「再現性」のある攻略メソッドを確立することにこだわりました。一か八かホームラン狙いのフルスイングをするのではなく、最高でも優勝、最低でも優勝、100回やっても僕が勝つメソッドを作らなければならないと考えたのです。

実際、20年以上続くその大会の歴史の中でも3連覇を達成したのは今のところ僕だけです。つまり、メソッドを確立した時代の僕の優勝に向かう安定感はとても高いものだったと言えるでしょう。その後、10人の弟子をとりメソッドを相伝、うち4人が学生クイズ日本一の座を手にしたことも、再現性の高さ（＝僕がたまたま天才クイズプレイヤーだったわけではない）を証明していると言えるでしょう。

こんな調子で、僕は何かを頑張る時に「どうやったら物事を攻略できるか」を最初にとことん考え抜く性格なのです。**準備に準備を重ねて、方向性が定まってから、ようやく努力を始めます。**

僕は自分のことを努力家タイプだとは思うのですが、「闇雲《やみくも》に努力する」のが嫌いです。「闇雲な努力」をたとえていうならば、穴の開いたバケツで水を汲むようなものです。最初に穴をふさいだ完璧なバケツを作ってから水を汲めば、同じ努力でより多くの量の水を汲むことができます。

人間に与えられた時間は有限です。その時間の効用を最大限に高めることこそ、物事を成功させる秘訣だと、僕は考えるのです。

同じ要領《ようりょう》で、「カラオケ採点で毎回100点を出すにはどうすれば良いのか」を研究した時期もありました。本旨からズレるのでこちらも簡単にまとめると、結局クイズと同じように攻略メソッドを確立して100点が毎回出せるようになり、それを知った他の人も100点を出せるようになった、という結末を迎えました。僕はこれらの経験から「ちゃんと考えれば、願った結果を手に入れられる」「本気で目指せば、誰でも日本一（もしくはそれに近い実力≒優勝、100点）になれる」という結論に至ったのです。

数多あるダイエット法、矛盾とどう闘うか？

攻略法作りが大好きな僕。今回、ダイエットに対して心に火がついて最初にやったことは、ジョギングに出かけることでも、断食《だんじき》を始めることでもなく、**メソッド作りの基礎となる「栄養学」についての勉強**でした。

やると決めたらやりきるのが僕の性格。今までの自堕落な生活に別れを告げ、朝は6時に起きて、8時までの2時間を「勉強の時間」に充てることに決めました。この勉強タイムは、ダイエットに成功した現在でも色々な分野に対して続けています。早起きは基本的に健康に良いこともあり、良い習慣が身についたなと思っています。

さて、先ほどわかりやすく「栄養学を勉強した」と言いましたが、実際はそんなに小難しいことを学んだわけではありません。僕が実際に勉強したのは、中学校の家庭科で習うような基礎的な内容のおさらいがほとんどです。

例えば、三大栄養素が「たんぱく質、脂質、糖質」の3つであることはダイエットに興味のある方ならご存じの方も多いかと思いますが、「人体にカロリーをもたらす栄養素は、たんぱく質、脂質、糖質の3つだけである」という事実を改めて目の前に出されると「えっ、そうだったんだ」と思う方も多いのではないでしょうか。

僕は**栄養について知っているつもりで、知らないことがたくさんありました**（後に本書でも解説します）。今まで「たんぱく質は身体に良い」とか「脂肪が多い食品は太る」などと考えていたのは、本当にざっくりとしたアバウトな認識だったんだなと反省しました。

ある程度の基礎知識がついた後は、世間に存在するあらゆるダイエット情報に目を通しました。一番信じられるダイエット法を見極めようとしたわけです。

しかし、**調べれば調べるほど、色んなダイエット法が出てきます。**しかも、一見するとどれもこれも痩せられそうなダイエット法ばかりです。そうして迷いながら情報を集めること数日、僕は不可解な現象に突き当たりました。

何と「糖質を減らせ！」と言っているダイエット法がある一方で、「糖質を減らしたら太る！」と言っているダイエット法もあるのです。これはどういうことでしょうか。どちらかが間違っている、もしくはどちらかが詐欺などを働いてお金儲けをしようとしているのでしょうか。

皆さんも、このように「情報が多すぎて」ダイエットに迷いが生じ、失敗してしまっていないでしょうか。今の時代、情報はいくらでも手に入るので、「情報量＝価値」という図式が成立しなくなってきています。現代に評価されるのは「情報の確かさ」と「情報が整理されていること」の2点だと僕は思っています。

あらゆるダイエット法の中で「確かな情報」をきちんと「整理」する。その視点に立って物事を見ていると、一つの真理が浮かび上がってきました。それは、

「すべてのダイエット法は、ほとんどが正しい事実を言っている」

というものです。

どういうことでしょうか。糖質を減らせ派、減らしたら太る派、どっちも合っているなんてことが、あるのでしょうか？

それが、あるのです。

あらゆるダイエット法は、それぞれの立場から主張されています。例えば前者の「糖質を減らせ派」は「糖質を摂りすぎると太りますよ」という主張。これはとてもわかりやすい理論で、当然理にかなっています。

では後者の「糖質を減らすと太る派」はどうでしょう。こちらは「過度に糖質を制限して痩せたとしても、筋肉や代謝《たいしゃ》が落ちリバウンドしやすい身体になってしまう怖れがある。一生糖質を制限するつもりなら良いが、そうでないなら糖質を適度に摂ってカロリーを抑えた方が長い目で見て効果的に痩せられる」というちょっと長い理由の主張だったりします。ただ、これもまた、よく聞けば理にかなっている主張なのです。

ダイエットは「ダイエット食品を売る」とか「ジムのダイエットコースに加入してもらう」とかのビジネス要素とくっつくことで、よりキャッチーさを求められてしまう側面があります。だから丁寧に説明すれば理解しやすい物事も「糖質を減らして20kg痩せる！」

とか「糖質制限は時代遅れ。だからあなたは痩せられない！」とかいうキャッチコピーで端的にまとめられてしまい、一見真逆のように見える主張が両方とも存在してしまう世界が構築されてしまうのです（現に僕のダイエットも「ダイエットに大事なのは肝臓だった！　クイズ王のヘパリーゼ飲むだけダイエット！」みたいにまとめられて、「全然飲むだけじゃないんだけどなぁ〜」と思ったりしたものです・笑）。

中には絶対にそんなワケない！　というようなトンデモ理論を展開するダイエット法もありますが、それはごく一部。そういった例外を除けば、すべてがそれぞれの立場に立った正義の理論を主張しているわけです。

そこで僕は考えました。

別々の立場の人が言っているダイエット法の「共通点」を整理すれば、普遍的なダイエットメソッドが確立できるのではないか。

立場ごとに見解が変わる部分があるから、人は迷い、ダイエットに失敗するのです。そしてダイエットには確実な正解がないから、一定の周期で目新しいダイエットが流行り、一定の成功者と多くのリバウンドの被害者を生むのです。

「流行に流されない、普遍的で科学的なダイエット」

それが僕の理想だと、強く思いました。

心の中でそう定まってからは、**一心不乱に各主張の最大公約数を求める**日々が続きました。色々な研究や分析をもとに「信じられる情報」を「整理」して、ついに僕は「努力するための土俵」を作り上げました。世間で「クイズ王式ダイエット」と紹介された、メソッドの完成です。

本書でこれから紹介するのは、こうして僕が導き出してきた、10ヶ月で48kg痩せたメソッドです。

しかし、僕はこの本を手にとってくださった「あなた」本人ではありません。身長も体重も年齢も性別も全然違うであろう、まったくの別人です。ダイエットは人によってベストな方法が異なるため、僕が成功した方法で、あなたが確実に痩せられる保証はありません。

それをわかった上で！！！

僕は「誰でも普遍的に実践できる事実に基づくダイエット」を見出すことを、とても大事にしてきました。その理由は「誰かにわかりやすく伝えたいから」ではありません。そういう「再現性の高いメソッド」こそが、自分を最も正しい努力に導いてくれる。クイズで日本一を目指す過程で、それを知っていたからなのです。

そしてその方法は、必ず自分以外の人にも当てはまり、理解され、役に立つと信じています。それは僕のクイズの弟子たちが、僕のクイズメソッドを使いこなすことで証明してくれました。

本書の中には私見や、僕はこうだったという日記的な記述も出てきますが、「普遍的事実」と「僕に起きた事の記録」はしっかりと書き分けて進めていきます。皆さんもどうかこの「普遍的な事実」を利用して、自分に合った、自分だけの最高のダイエット法を見つけていって欲しいと思います。

皆さんは今まで本当によく頑張られたと思います。何度もダイエットに失敗したけれど諦めず、本書を手にとってくださった方もいるでしょう。

中には今まで一度も痩せようと思わなかったけど、今回だけはそんな気持ちになった方もいるかもしれません。それもとても素晴らしいと思います。本書を手にとった、その行動で、少なくともあなたの人生は変わり始めています。

今から僕と一緒に「人生で最後のダイエット」を始めていきましょう。

大丈夫、必ずうまくいきます。

それではさっそく、本編のスタートです。

まとめ

- がむしゃらな努力は嫌い。どうすれば効率よく痩せられるのか、最初に考え抜く
- たくさんあるダイエット法の「共通点」を見つけ「いいとこ取り」する
- 中学の家庭科で学んだ「栄養学」をおさらいする

第1章

112kg→64kg
48kgのダイエットに
成功した
僕の10ヶ月

それではまず、実際に僕がダイエット期間をどのように過ごしてきたかについてお話ししたいと思います。

月ごとに分けて経過を記していきます。春夏秋冬、季節とともに次第に脂肪と別れを告げてきた男の10ヶ月の記録です（併記してある体重は、各月の1日に量った体重となっています）。

それでは、振り返っていきましょう。

3月 112kg

まずは「人並み」の食事を目指す、ダイエット準備期間

様々な理由が偶然的に重なってダイエットの開始を決意。3月下旬のスタートでした。

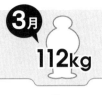

僕が最初に取り組んだのは食事の改革です。といっても、完璧な食事バランスを目指した、とかではなく「ハイカロリーなものを避ける」程度の意識の低いものでした。

それでも、これまで好き放題に食べてきた僕にとっては「食事内容を考える」というだけでも相当ハードルが高かったのを覚えています。本書をお読みの皆様の中にも、今は好きなものを好きなだけ食べているという方もいらっしゃるかもしれません。そういう方は最初からトップギアでダイエットするのではなく、こういう「ダイエットの準備期間」のような、ゆるやかなスタートで意識を改革するというのも良いかなと思っています。

この時期の僕は大好きなお肉を脂身の少ないものにしたり、**おかわりしていたご飯を1杯で終わらせたりと、質・量ともに「人並み」を目指しました。**

運動はついに『リングフィット アドベンチャー』を開始。

この始めたての頃が最もキツかった時期でした。何せ、ちゃんと運動をした記憶があるのは中学校が最後。大人になって太った状態でしっかり運動するという経験は皆無に等しかったのです。

112kgの巨体を使っての運動は、1時間でもう一生分の運動をしたんじゃないかというほどの苦しさでした。ただ、何度か試しては挫折してきたジョギングよりは、ゲーム性があって楽しいなという印象に変わってきたのが唯一の救いでした。

この頃は食事に対しても運動に対しても意識が低く、理論も無いまま、とにかく「やってみている」という感じの期間でした。

4月 108kg

初の緊急事態宣言、外食が減ったら「ドカ食い」も減った

4月。コロナ禍の影響で、初の緊急事態宣言が発令されます。これに伴い、外出の機会が減り、ステイホームの時間が増えました。

前述の通り、僕の経営する会社でもいくつかの仕事は無くなってしまいましたが、

①外食する機会がほとんど無くなった
②『リングフィット アドベンチャー』をする余裕が増えた

の2点が、ダイエット的にはポジティブな要素となりました。

もともと、3月時点でのダイエット方法はかなり怪しいものでした。理論が無いまま進めていたので、今までのようにどこかで挫折していた可能性は大いにあ

りました。しかしこの4月に緊急事態宣言が挟まったことで、僕の中で「今はダイエットをする時期だ」という心が芽生えたのです。今回のダイエットは色々な偶然が重なって成功したと思っていますが、コロナがダイエットの追い風になったのは、本当に不幸中の幸いだったといえるでしょう。

『リングフィット アドベンチャー』は3日に1回くらいのペースから、徐々に毎日取り組むようになっていきました。もちろんプレイに慣れてきたこともありますが、何よりこのゲームが面白く感じられてきたのが大きな要因でした。

食事面では引き続き、カロリーを気にする程度の改善に留まりましたが、「外食をしない（ほぼできないに近い）」ことが本当に功を奏しました。

ダイエットをする上で大変なのは「誘惑《ゆうわく》を断ち切る」ことです。いつでも好きに食べられるおいしいものがある環境で、敢えて「食べない」を選択する辛さ。それがダイエットの辛さの大部分ともいえます。

例えば何かの病気やケガで入院生活をしていて、病院食を食べなければならないとなれば、別にその期間はその食事を受け入れることができるでしょう。そういった、ある種の強制力が働けば我慢できる食欲も、「自己管理する」となった途端に、難しくなってしまうのです。

2020年の緊急事態宣言は、この「入院して病院食を食べる」に限りなく近い効果がありました。自分の意志以外に「外食を控えよう」という力が働いたことで、食事管理を自炊中心に移行できたのです。

では、外食が減り、自炊が増えると何が良いのか。

それは「ドカ食いが減る」ことです。本当にこれは大事！

一気にお腹いっぱいまで食べてしまう、通称「ドカ食い」。これがダイエットには天敵なんです。**ドカ食いをして翌日体重が増えて、モチベーションが下がってダイエットをやめる。**皆さんもこういった経験はありませんか？

ダイエットの失敗例として非常に多いケースだと言われていますし、僕も何度も経験があります。

ただ、冷静に考えてみると、**ドカ食いをする時は外食が多かった**なと思うのです。例えば食べ放題のお店に行った時とか、お酒を飲んで気分が良くなった時とか、他の人が頼んでいるものがおいしそうに見えた時とか……

それらの誘惑が排除された4月は、スタートダッシュを「キープする」時期として、非常に好調な1ヶ月と言えたと思います。

もちろん、家の中で買ってきたものを好き放題食べなかった自分も少しは褒めてあげたいですけどね！

一方、この頃は「一食抜く」という方法でカロリーを減らす日もありました。これは基本的に良くない方法ですので、皆さんも是非三食食べて、健康的に痩せていきましょうね。

5月
101.4kg

毎朝2時間「ダイエットの勉強」そして神アプリ「あすけん」との出会い。腸活も！

5月。今回のダイエットにおいて最大の改革が訪れます。それは「あすけん」の導入です！

「あすけん」とは食事のカロリーを記録するアプリです。僕はこのアプリを手に入れたおかげで、**ダイエットを論理的かつ効率的に行える**ようになりました。

僕がこのアプリを知ったきっかけは「ルイボスチャンネル」というYouTubeチャンネルでした。ルイボスチャンネルは、ルイボスさんという男性が運営されているチャンネルです。

このルイボスさん、当時の僕より重たい137kgからダイエットを決意され、何と半分の68・5kgまで減量に成功された方なのです！

「痩せるぞ！」と意気込んでいた僕にとって、この「僕より大きい人が実際に痩せた」という事例は本当に励みになりました。

しかもルイボスさん、痩せた後が超イケメンなのです。

「僕も痩せたらこんな感じになったりして……！」

ルイボスさんへの憧れとともに、僕のダイエットのゴール地点も、ふんわりと、ルイボスさんくらいの体型になれる60kg台を意識するようになりました。

そんなルイボスさんが使っていたアプリが「あすけん」です。詳細は後に説明しますが、このアプリの登場で、僕は**今まで知らなかった「栄養素」の概念を理解する**ようになります。

自分の生活が数値化されることが、データ好きで凝り性な僕の性格にピッタリマッチして、この時期からダイエットそのものが楽しく感じられるようになってきました。その結果、今まで以上に「ダイエットの勉強」をするようになりました。何をどれだけ食べればどんな栄養素が身体に入っていくのかを考えるようになったわけですね。

今ではスーパーやコンビニに陳列されている食べ物を見ると「大体、たんぱく質はこれくらいで、脂質、糖質はこんなもんかな」と予想できるようになりました。パッケージの裏に書いてある成分表で答え合わせをして予想が的中していると、何だかダイエットマスターになった気分がして、クイズ番組で正解した時とはまた違った喜びがあったりするのです。

このように5月は**「あすけん」導入によって食生活がより可視化された**時期となりました。とはなったのですが、まだ食事は最適化されておらず、低糖質を意識しながらも、朝はホットサンド、昼は巻き寿司……みたいな、普通の食事もよく摂っていました。

さて、先ほど話した「ダイエットの勉強」ですが、学んだのは栄養素についてだけではありません。色々なダイエット指導者の方の動画やブログなどをチェックして、片っ端から情報を集めました。その中でもとても印象深かったのは、「ダイエットには睡眠が大事」という事実です。

複数の指導者の方が、**睡眠をしっかりとることで脂肪の代謝が促進され、睡眠不足による過食を防ぐ効果がある**と口を揃えて話していました。また、僕も実際に睡眠をしっかりとった日は運動をする際にも動きが軽く、日常生活も元気で活動的になるという実感も得られました。

僕の生活は、この頃から「早寝・早起き・8時間睡眠」をキーワードに、睡眠をとても大事にするようになっていきました。

これも深夜までお付き合いの飲み会などがあったコロナ前では考えられない生活の変容っぷりです。

さらに、せっかく早起きをするんだから……と前述の「朝活」も始めました。朝6時に起きて、8時頃までは「ダイエットの勉強」の時間。知れば知るほど奥が深く、毎日飽きることはありませんでした。夏以降はこの時間に哲学や心理学の勉強もするようになり、ダイエットに限らない、良い習慣が身についたと思っています。

また勉強が終わった8時からは「朝散歩」をする習慣も身につきました。

その他の変化としては、「腸」の大切さに気が付き、乳酸菌飲料を積極的に摂取するようになったのもこの時期です。腸の大切さについては、後に詳しくお伝えしますね。

念願の100kg切り。糖質ひかえめ&16時間ファスティング

ついに100kgを切り、やる気に拍車がかかってきた時期。

社会人1年目で100kgを超えて以来、実に14年ぶりの2桁体重に心が躍りました。

もちろん、100kgから99kgになったとしても、事実としては「1kg減った」というだけのことなのですが、それでもとっても嬉しくてやる気も満々になったのですから、数字にはモチベーションを上げてくれる効果がありますよね。

20kg減を機に、サイズが合わなくなったのでスーツを新調したりもしました。

この頃になると、ダイエットはより本格的なモードに突入。

ダイエットに効果的な食品のラインナップがかなり充実し、栄養素を考えてサプリメントを摂取するようにもなりました。この頃、僕が取り組んでいたのは摂

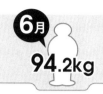

取する糖質の量を制限する「糖質制限」というダイエットです。とはいっても、糖質をまったく摂らないストイックなものではなく、あくまで「軽めに食べる」ような、緩《ゆる》い制限を続けていました。

また、１日のうち16時間を断食するという「16時間ファスティング」を開始したのもこの時期です。「断食」と聞くと辛い印象もあると思いますが、次第に慣れ、結局、目標体重に到達する翌年１月までずっと続けることができました。

この頃は１日の摂取カロリーが１５００kcal前後の日が多かったです。今思うと、**もう少し食べても良かったかなと思います。**このあたりの設定は実際の体重の減り具合や停滞具合で調整することになりますが、フラついたり、体調が悪くなったりするほどの過激なダイエットはおすすめできません。僕の場合はため込んだ脂肪が多かったこともあってか、このくらいのカロリーでも日常生活を送ることは問題なくできましたが、身体を壊してはダイエットにはなりませんので、可能であれば定期的に内科などで体調を確認するような習慣があると安心だと思います。

『リングフィット アドベンチャー』はついに全クリを達成。ラスボスを倒した時は、一つのことをやり切った！ とやたら感動したのを覚えています。

最初は少し味気ないと思っていたキャラクターやBGM、ステージにも愛着が湧いて、全クリが近づくにつれて「リング（運動をサポートしてくれるキャラクター）とお別れしたくない！」と悲しむ気持ちも湧いてきたほどです。僕が単純なのか、このゲームが素晴らしいのか。おそらく「どっちも」だと思いますが（笑）すっかりこのゲームの虜になってしまいました。

7月 88.1kg

突然「痩せた」と評判に。モチベーションアップ

Twitterにアップした画像が知人の間で「痩せている！」と評判になり、やる

気がさらに増した時期。ダイエット成功者数人に聞いたのですが、**最初の数ヶ月は体重が減っても何も言われない**のに、ある日を境に突然「痩せた痩せた」と多くの人に言われるようになるのだとか。

僕もこの時期に前向きな声がけをたくさん頂けたおかげで、さらにやる気がアップしました。自分を前向きにさせてくれる人たちの存在は本当に大きいです。

皆さんもそういうお友達のことはとっても大事にしてくださいね！

周囲に気付かれるまで、痩せた実感が湧きづらい人もいると思いますが、本当に突然言われるようになるので、その日まで頑張るというのも、一つの目標にして欲しいなと思います。

食生活については6月時点で結構完成されていたので、7月は引き続き糖質少な目、栄養バランスに気を遣った食事をし、カロリー摂取も１５００kcalくらいで推移していきました。

8月

83.6kg

『リングフィット アドベンチャー』は2周目の世界に突入。さらに強くなった敵が手ごわいですが、またリングたちと冒険ができるだけで僕は心から満足していました。クーラーの効いた涼しい部屋でやるリングフィットは、夏ならではの快適さがありましたね。

「糖質制限」から「脂質制限」へ転向

順調に減量が進む中、本格的な夏がやってきました。
外に出た時にかく汗の量が去年までとは全然違うことに、痩せた手ごたえを感じます。

ダイエット開始時から見ると30kgほど減ったので、着る服も無くなり、夏服は全とっかえ。テレビ出演の仕事がいくつかあり、今までの「デブいじり」が「痩せいじり」に代わったのもこの頃からです。

食事では大きな改革。これまでの「糖質制限」から完全な「脂質制限」に切り替えました。**ダイエット後のリバウンドのしにくさなどを考えての切り替えでした**が、これが最終的には功を奏したと思っています。

低脂質でおいしいものを探したり、効率よく食物繊維を摂れる方法を模索したりと、ダイエットの基本となる栄養摂取をメインに開拓を進めました。

運動は、2周目になりやり込み要素が強くなった『リングフィット アドベンチャー』で卓越《たくえつ》した技を披露する日々。どんどん無駄が無くなる自分の動きにまたやる気が倍増していきます。激しいやり込みの結果、歴代ゲームの中でもかなり得意なゲームと呼べる領域に入りつつありました。

痩せたいなら肝臓を鍛えなさい

体重の減りがゆるくなってきて、場合によっては停滞期も挟まるようになってきた時期。

カロリーや摂る栄養素を調整して、さらなる減量を目指しました。

1日の摂取カロリーはさらに下がって、1250kcalくらいになる日が多くなってきました。おそらく基礎代謝も落ち、体重が減りづらくなっていたものと思われます。

そんな基礎代謝の低下を少しでも改善するためにこの時期導入したのが「ヘパリーゼ」と「生姜粒《しょうがつぶ》」です。

インターネット上で公開された僕のダイエットインタビュー記事でも大々的に取り上げられたこの2項目ですが、意外と登場は遅く、終盤《しゅうばん》の停滞打破のアイテムであったことがおわかり頂けるかと思います。それぞれの効用の程は後ほどお伝えしますね。

この頃の食事で特筆すべきは、**サブウェイの「チリチキン」との出会い**でしょう。

パンを食べたい欲求に応えつつ、おいしく栄養素も完璧なこの商品との出会いは、歩みが遅くなってきたこの時期に多大なるモチベーションを与えてくれました。

運動では『リングフィット アドベンチャー』は2度目の全クリ。

もうさすがに続きはないか……と思っていたところに、エクストラの3周目があると知らされた時には、もう一度この世界を走れる喜びに満ち溢れていました。何なのでしょうか。でもこれがこのゲームの魅力なのです。

ちなみに僕は3周目の終わりプラスαくらいで目標の48kgを痩せることができました。おそらく多くの方が3周目をクリアする間に目標体重に到達できていると思います。そういう計算がしてあるところも、このゲームの設計の優れたところですね。

10月
75.5kg

初めて感じる「冬の寒さ」。スーツもぶかぶか

ここから先は基本的に1日1250kcalがデフォルトになっています。体重が動かない日や、しっかり運動も食事も整えたのにむしろ増えている日などはメンタル的にも辛かったですが、「ここまでやってきた」という実績が下支えになって、不思議と「もう挫折することはないだろうな」という自信のようなものもありました。

この頃から新たに感じるようになったのは「寒い」という体感です。冬に差し

掛かって寒くなってくるのは当たり前なのですが、去年の同じ時期より圧倒的に寒い。理由は明白で、僕が痩せてきたからです。

太っている時に「古川さんはあったかそうでいいねえ〜」とよく言われてきましたが、そのたびに「太ってたって冬は寒いんだよ！」と言い返していました。しかし、痩せてみてついにわかりました。太っている人は、痩せている人よりは寒くないです！ 徐々に太っていっていたので気付かなかったですが、1年で一気に痩せたことでついに理解しました。痩せると寒いです。**人生において、自分がコンビニで温かいお茶を買う日が来るとは思ってもみませんでした。**

仕事の面では、テレビ出演でスーツを着る必要があり着用したところ、オンエアを見た人たちから「ブカブカじゃねえか！」とツッコミが。

そう、これは6月の項目で書いた「20kg痩せて買ったスーツ」なのですが、この10月時点でさらに20kg痩せていたので、再びサイズが合わなくなっていたので

11月 71.1kg

した。自分史上、最も寿命の短いスーツとなってしまいました。

ルイボスさんの影響でふんわり決めた「60kg台」というゴール目標が近づいたことで、ちゃんとした「ダイエットの終了地点」を決めようと思ったのもこの時期。

本来なら適正体重でゴール！　となるはずだったのですが、ベテランデブとして生きてきた僕にはどうしても「少し痩せている人」になってみたい気持ちがありました。結果、自分の身長から見た適正体重よりちょっと軽い「64kg」をゴールに設定しました。

「筋肉食堂」でたんぱく質をおいしく補給

この時期は新たに取り組むことも少なく、とにかく忍耐の日々でした。

それでも、テレビを見てくれた人や、たまに会う友人に「痩せたね！」「まるで別人だね！」と言われると、くじけそうな気持ちも和らぎ、また頑張るぞ！と元気をもらうことができました。

そんな耐え忍ぶ日々に、一筋の光が差しました。それが「筋肉食堂」との出会いです。

「筋肉食堂」は東京に６店舗を構えるレストランチェーンで、たんぱく質豊富なお肉のメニューが売りです。ダイエッターや筋トレーニーの心をくすぐるサービスが充実しており、お通しがプロテイン、メニューすべてに細かな栄養素が記載されている、鶏肉のソテーは皮をはいであるなどなど、他のレストランとは一線を画すサービスが人気です。心なしか店員さんもマッチョマンが多い印象です。

ここのメニューはどれもおいしく、**たんぱく質が豊富なので、外食の選択肢として選べるお店が増えた**ことで終盤の低下しがちなモチベーションがアップしました。

ゴールまであと少し。停滞期を耐える年末

この時期には『リングフィット アドベンチャー』を1日に1時間×2回の計2時間行うことがほとんどになっていました。やがてすべての追加要素も出し切って、3度目の全クリ……。ここまで一緒に走ってくれたリングたちに別れを告げ、僕はゲームをそっと終わらせました。

次の瞬間！　再びゲームを起動し、新規アカウントを作成。もう一度「1周目のステージ1」から、まったく新しい冒険を始めました。そう、『リングフィット アドベンチャー』の無い生活など、僕には考えられないのです！

この頃になると、ダイエット達成後の生活も思い描くようになってきました。目標体重に到達したら、今まで「太っているから」という理由で自分にNGを出していた項目を、自分にさせてあげたいと思い始めてきたのです。

また、**ただ痩せるだけでなく、リバウンドを防ぎつつ、強くて見た目もシャープな身体を作りたい**と、今までまったく興味の無かった筋トレの情報も集め始めました。リングフィットで行うトレーニングは、自分の体重を持ち上げる種目（スクワットなど）が多いのですが、体重が軽くなったことで、その効果も薄れてきているのではないかと思い始めてきたのです。いずれはダンベルを持って筋トレすることがあるのかな……と思いながら、ボディビルダーやパーソナルトレーナーさんの動画をよく見るようになりました。

食事は、ここまでに集めた「低脂質だけどおいしいもの」のラインナップをくるくると回すような形で進めました。僕がかつてイメージしていた「ダイエット食」とは程遠い、充実して味もおいしい食事が続けられたことは本当に良かったと思います。

1月

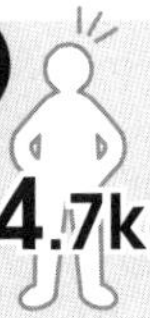

64.7kg

65kgを切り、いよいよ年内の目標達成が見え始めたのが12月26日。

あと1週間で1kg減らせばゴール！　最後のパワーを振り絞って摂生とハードな運動を繰り返しました。

でも、とにかく落ちない。何をやっても落ちない。年末までにキリよく目標を達成して、晴れ晴れと新年を迎えたかった僕の目論見はもろくも崩れ去り、最後の1kgに悩まされたまま、激動の2020年は幕を閉じたのでした。

ついに目標達成!!
普遍的で科学的な「クイズ王式ダイエット」の完成

2021年。新しい自分と出会える、そんな予感のする新年の幕開けです。

年始といえばお雑煮《ぞうに》やおせち料理がおいしいですよね！

僕には関係ないですけどね！

「このおせち料理に使われている食材だと、エビが高たんぱく、低脂質ですごく良いよ！」

などと言いながら自分を奮い立たせ、残りの数百グラムとの戦いは続きました。

そんな激闘の中、一度だけ食べた、実家から送られてきた仙台名物のずんだ餅が、涙が出るほどおいしかったことをよく覚えています（この日は体重が増えました）。

年明けすぐに達成されると思っていた64kgは、ラストスパートをかけようと焦ったのがいけないのか、残り500gで体重がピクリとも動かなくなり、まったく達成できませんでした。

最後には、物理的に体重を減らすために400㎖の献血をしようと思って、僕の住む葛飾区内の献血スポットを調べたところで

「いや、そういうことじゃない」

と冷静になったりもしました。

それほど、最後の最後に追い込まれるような停滞期でした。


新年明けまして、1週間が経った、1月8日。

朝の計量。毎日願うように体重計に乗っては、裏切られてきた年末年始。

そっと足を乗せて数字を確認すると……


「64・2kg」


惜しい〜、もういける！　もういけるぞ〜!!

そこから1時間ほど何も飲まず食わずで過ごし、数度のお手洗いを挟んで微調整をして再度体重計に乗った結果……

「64・0kg」

ついに達成！ 最後はもう終わらせたい一心で強引な面も見えましたが、僕の家の体重計に64・0kgを刻むという目標が無事達成され、僕のダイエットはゴールを迎えました。

僕は嬉しさのあまり家を飛び出しました。その後僕が何をして、何を考えたかは、本書の最後の方にまとめたいと思います。

ちなみに、ちょっとズルっぽくゴールした64kgですが（笑）、数日は気が抜けて多少体重を戻したものの、その後停滞期が嘘だったかのようにスルスルと痩せていき、最終的には63・0kgを数日キープするくらいになりましたので、お許しください。

やはり最後は気を張りすぎて、カロリーを抑えすぎていたのかもしれませんね。

こうして、僕の10ヶ月は幕を閉じました。

単調だったように思えた日々も、こうして振り返るとその時々での変化があったことが思い出されます。

「学び」→「理論化」→「実践」というサイクルに、時折の「失敗」「挫折」が絡まりながらも、周囲からの「励まし」を糧に頑張った、そんな期間でした。

これだけの体重を落とすのは、人生でも一度きりだと思いますし、自分でもよくやったなと思える面も大きいです。

ただ、それでも「クイズ王になってクイズ大会で優勝する」という挑戦に比べたら、まだ簡単だったと、冷静に思ったりもします。

やはり何かに打ち込んだ経験は、他の事柄にも良い影響を与える。僕の場合は「成果が出るまで考えて努力する」ことをクイズを通して学んだ経験が、このダイエットを支えてくれたと思っています。

本書をお読み頂いている皆さんにとって、これから皆さんが行うダイエットが、そのように「他のものにも良い影響を与える成功体験」になっていければ最高だな、と僕は思っています。

ダイエットに成功すると、健康な身体を手に入れる以外にも、良いことがたくさんあります。さあ、今一度、良いこと尽くめの健康体を目指して、ダイエットを頑張るぞ！　と気合を入れなおしましょう！

さて、この後は、この10ヶ月の間に僕が手に入れた「理論」と、それをもとに行った「実践」をいよいよご紹介していきたいと思います。

本来は専門的な話が中心になるパートではありますが、どなたでもわかりやすくお伝えできるよう、できるだけ簡単に説明していきますので、気楽な気持ちで読み進めていってくださいね。

あなたが痩せるようになるまで、あと少しです。
一緒に健康になって、素敵な未来を手に入れましょう！

第2章

クイズ王式ダイエット
ロジック（論理）編

「雰囲気」こそ
ダイエットの
最大の敵

どうやったら太るのかを理解しよう

かつての僕がそうだったように、太る人には必ず太る原因があります。

その原因とは何か。それはズバリ……「食べすぎ」です。

「えっ、食べすぎだけが原因じゃなくない？　代謝が悪いとか、野菜不足とか、運動不足とか色々あると思うんだけど……」

これまでに様々なダイエット知識を得てきた方ほど、そう思われるかもしれません。

「ていうか、そもそも自分はそんなに食べてないのに太るんですよ。体質だと思うんですけど、困っちゃいますよね～」

こういう方もいるかもしれません。ちなみに太っていた当時の僕もこの考え方でした。**めちゃくちゃ大食いというわけでもないのに太っているのは、遺伝や体質によるものだから仕方ない**と、どこか諦めていたのです。

しかし！　この「自分が太っているのは食べすぎが原因じゃない」という見立ては、大概の場合間違っているのです！　そして基本的に（ご病気などを除いて）、食べすぎていないのにかつての僕のように100kgを超えて太ることはまず不可能なのです。

僕の「そんなに食べてない」という主張の根拠をよく考えてみたら、根本にあった思想は「太っている知人に比べると、僕はそこまで食べていない」でした。今思うと無意味すぎる思想です（笑）。いったい誰と比べているのでしょうね。

しかし、皆さんも冷静に考えてみてください。自分が食べすぎかどうか、量ったことってて意外となかったりしませんか？　多くの人は昔の僕と同様、実際に食べすぎているのかどうか、数値で把握してはいないと思います。何となく人よりは食べてなさそうとか、太っているわりには大食いではないとか、雰囲気で「そんなに食べていない」と認識しているのです。

実は、この「雰囲気」こそが、ダイエットの最大の敵なのです。

別の例を出しましょう。

「ダイエットには野菜が良い」という話をする人がいます。しかし、なぜ野菜が良いかを説明するのは、なかなか難しいものです。かくいう僕も、今回のダイエットに取り組むまで、ちゃんと説明できませんでした。

もちろん「ビタミンが豊富！　太陽の恵みをたくさん受けているから健康的！」という程度の認識はあったのですが、「ビタミンはビタミン何がどう作用して体重を減らすの？」「太陽を浴びた結果、どんな野菜にどんな成分が生まれるの？」と聞かれたとしたら、具体的に返答できませんでした。そう、僕は野菜の「健康に良さそうな雰囲気」をありがたがっていたのです。もちろん野菜にはダイエットに効果的な側面はありますが、それと同様にお肉にもお魚にも、何と油にもダイエットに効果的な側面はあります。それを雰囲気だけで「肉は悪！　野菜は善！」と思い込んで、ダイエットと称してサラダにドレッシングを大量にかけて脂質を摂りすぎてしまったりしていたわけです。これでは、痩せるわけがない！（笑）

このように、「雰囲気で理解したつもりになっていた」ことを「論理的に理解する」に切り替えるのが、ダイエットにとっては最も大事なマインドになります。

そして、ひとたび**論理を理解すれば、「何をしたら太るのか」がわかるようになります。**そうすることで、人間がとる行動を2つに絞り込むことができるようになります。

①痩せたいと自分で納得して、太る行動をとらなくなる。

②太ったままで良いと自分で納得して、太る行動をとるようになる。

太るのも痩せるのも、自分の選択次第になる。

「論理を知る」というのはそういうことなのです。

ダメだとわかっているのに「ドカ食い」してしまう心理

皆さんは今、ダイエットという名の深い森に迷い込んでしまいました。目的地はおろか、自分が来た道さえもわからず、どちらの方向が正しいかもわかりません。そんな中で闇雲に動いては体力を失うばかりか、ケガをする恐れもあります。

しかしひとたびダイエットの論理を理解すれば、森の中に整備された道路が2本引かれます。その道の先にはそれぞれ「痩せる村」と「太る村」が存在しています。

「さあ、みんなで痩せる村へ行きましょう！」とガイドするのが、本書における僕の役目です。

ただ、そこでもし「太る村」を選ぶ人がいたとしても、僕がその人を批判することはありません。

自分の人生は好きに生きる。これは基本です。**人間誰しもが痩せていなければならない決まりはない**のです。僕はたまたま痩せたいと思ったし、本書を手にとってくださった方も当然そう思われている方が多いでしょう。ですので、この先、本書では「痩せる村」への道案内をするのですが、「それが全員が選ぶべき正解だ！」という思想を、僕はまったく持っていないのです。

だから極端な話、未来の僕が「やっぱりおいしいものを食べて不健康でも楽しく生きたい！」と思って「太る村」への移住を選んだとしても、誰からも怒られるいわれはないということなのです。

その上で、「これだけはダメ」という例があります。それは「深い森で遭難した結果、望んでいないのに『太る村』へとたどり着いてしまったパターン」です。僕を含め、今までダイエットに失敗してきた人たちは、このパターンが非常に多かったと思います。

頑張る気持ちはあるけど、確実に信じられる論理が無いので、色んなダイエットを試して逆に失敗してしまう。ちょっと体重の減少が止まっただけで挫折してしまう。風邪をひいて運動を休んだら、そのまま億劫になってしまう。後ろ盾となる知識があれば乗り越えられる局面も、不安なまま彷徨《さまよ》っている状態だから、意志が弱く崩れてしまうのです。

中には、

「私の問題は論理ではなく意志。前回のダイエットでも、ダメとわかっていながらついつい食べたくなって、ドカ食いしてしまった。私は意志が弱いから、論理があってもきっとうまくいかない」

と思った方もいるでしょう。

大丈夫です。**ドカ食いも計算のうち。それも論理でカバーできるのです！**

意志が弱かったり、誘惑に弱かったりして失敗するほど、今回のダイエットの理論は貧弱じゃありません。今までダメだった方も、安心して本書を読み進めて欲しいと思います。

もう自分を責めなくても大丈夫なのです。一緒に頑張りましょう！

わかってるようで「理解」できていない、ダイエットの大原則

このパートは比較的短い文章にまとまっていますが、本書の肝《きも》のような理論が書かれているので、是非しっかり読んで頂きたいと思います。

僕は色々なダイエットの理論を学ぶ中で、「これが一番大事だ」という真理にたどり着きました。これを僕は「ダイエットの大原則」と呼んでいます。

その大原則とは、

「消費カロリー＜摂取カロリー　になれば太る」

「消費カロリー＞摂取カロリー　になれば痩せる」

というものです。

めちゃくちゃ当たり前の話ですよね。何をいまさら、そんなことはわかっているよ、と思われた方もいるかもしれません。当然、太っていた時代の僕も、この事実くらいは知っていたわけです。

しかし。

「ダイエットをする上でこの大原則を意識していたか」というと、そうではありませんでした。

まず僕はダイエットをしようと決意しても、カロリーを計算していませんでした。いつもより少なく食べたり、野菜を食べたりして、大原則に当てはまっていそうな「雰囲気づくり」をしていました。

でも、実際そのダイエットは成功しませんでした。結局、**頑張ったつもりなのに計量したら体重が増えている日などがやってきて、やる気を無くしてしまう**のです。大原則をちゃんと意識していれば乗り越えられたのに、と今となっては思います。

この大原則は「知っている」だけでは意味がなく「活かす」ことで効力を発揮します。ダイエットは意外と、簡単な仕組みでできているのです。

○○だけダイエットの罠

それでも、僕を含めた多くの人が、ダイエットの最中にこの大原則を忘れてしまうのです。なぜか。

それは「ダイエットのオマケ部分の方に気を取られるから」です。

ダイエットは、テレビで紹介されたり、商品・サービスとして売られたりする場合には、キャッチーな部分がクローズアップされがちというのは前に触れた通りです。

例えば「○○だけダイエット」みたいな食べる食品を絞るダイエットは、すごくインパクトがあるし、「○○を食べるだけなら簡単かも……」と思わせるシンプルさがあります。

多くの人はこの「仕組みが簡単で」「すぐできる」部分をありがたがり、大事にしてしまいます。しかし、それはダイエットにおいてはほんの「オマケ」でしかありません。多くの「○○だけダイエット」で痩せるのは、単純に「同じものを大量に食べるのはしんどいので食べる量が減り、摂取カロリーが減って痩せる」という仕組みです。その食品が持つ有効成分などは基本的に体重の増減においては「オマケ」程度で、そこが重要であるという例を僕は知りません。

それでも人は**摂取カロリーの原則は忘れて、「○○を食べる」ことが大事だと思ってしまいます。**普通に考えてその「○○」と同じカロリーのお肉を食べても、摂取カロリーは変わりませんから、「○○だけ」にこだわる理由は薄いはずです。でも「○○だけ」にした方が覚えやすいから、そうまとめられているし、そう把握してしまうのです（そもそも一生「○○だけ」を食べ続けるのはとても難しいというのは、冷静になるとわかりますよね）。

僕も「クイズ王式ダイエット」について語ったインタビュー記事を読んだ知人からたくさん声をかけて頂いたのですが、その時に最も多く言われたのが「私もヘパリーゼ飲み始めました！」でした。

今までの生活を変えずに、新しいものを摂取するというのは、すごく手軽でわかりやすい。だから僕のダイエット法が紹介された時にも、その点のみが記憶に残った人が多かったのでしょう。

しかし！　それは僕のダイエットにおいては「オマケ」の一部です。前提として、このダイエットの大原則に則った健康的な生活があってこそ活きてくる、発展系のお話なのです。

キャッチーなダイエットをする前に、この大原則を絶対に死守する！

その強い思いを、今、僕と皆さんで共有しましょう。

大丈夫、皆さんは本を読んでまでちゃんと理論を吸収しようとしている人です。人々の気を引くために面白く脚色されたダイエットの「オマケ」に踊らされないだけの、しっかりした心意気を持っています。

ダメになりそうな時ほど、この大原則を思い出して、頑張っていきましょうね。

クイズ王式ダイエットの肝は「記録」

「ダイエットの大原則」の大切さを学んだ僕は、
「もしかすると、自分は食べていないつもりで、実は結構食べていたのではないか？」
と考えるようになりました。

一時期「レコーディングダイエット」というダイエット法が流行りました。これは自分が食べたものと、そのカロリーを記録するというダイエット法です。そしてそれを見返すことで、自分の食べすぎに気付くというのが主な仕組みです。

正しい論理を導くには、正しいデータが必要です。

今回、僕もこの「レコーディング＝記録」を実践しました。

しかし、毎食後いちいちカロリーを計算して、ノートやエクセルに記録をつけるなんて面倒くさいですよね。

そこで！　アプリの力を借りることにしました。僕が今回使ったのは前章でも紹介した「あすけん」というアプリです。

「あすけん」は、食べた食事を写真に撮ることでそこから自動で食品を分析し、カロリーはもちろん、細かい栄養素まで記録してくれるという優れものアプリです。

最初は「写真で撮るだけで記録できるなんて画期的！」と心が躍ったのですが、実際に優れているのは「細かい栄養素まで記録できる」部分にあります。おそらく皆さんも使い続けていくうちに、写真での取り込みではなく、手入力の方が早いことに気付いて入力方法も移り変わっていくと思います。入力方法が何であれ、とにかく「栄養素が把握できる」、これがとても大きなポイントです。

食生活は変えなくていい。まずは3週間ただ記録する

「キャッチーなダイエットではなく、大原則を守ったダイエットをしよう」
「そのために、まずは記録をしよう」
ここまではご理解頂けたかと思います。では、実際に何をしたら痩せられるのでしょうか。

お待たせしました。それではここで「絶対痩せるダイエット法」をお伝えしたいと思います。

本の厚みから考えてこんな序盤《じょばん》で教えて良いのかよ、構成どうなってんだと思われた方もいらっしゃるでしょう。大丈夫です。出し惜しまないスタイルで進めていきたいと思います。

絶対に痩せる方法。それは、
「あすけんに3週間、自分の生活を記録する」
です！

もうこれで本書の役割の半分は終わったと言っても過言ではありません。これができればダイエットは半分成功です。おめでとうございます！

……と言われても、あまり実感が湧きませんよね。もう少し詳しくお話ししていきましょう。

具体的には、あすけんアプリをダウンロードして、「体重」「食べたもの」「(運動した時は）運動の内容」を記録するだけ。これだけです。
厳しい食事制限や、激しい運動などは、一切必要ありません。ただ記録するだけです。

「雰囲気」こそダイエットの最大の敵

これのどこが「絶対痩せる方法」なのか。

まず、人間は**3週間同じ行動をし続けると、それを習慣として認識する**と言われています。あすけんを3週間やれ、というのは、3週間やってやめろという意味ではなく「習慣化しよう」という意味です。そしてそれは「ずっとやっていこう」という大きな目標への助走に当たります。

いきなり「ずっとやっていこう！」と言われてもなかなかテンションがついていかないですよね。だから3週間。何とか頑張って欲しいです。そこまで続けられたら、もう記録はあなたにとって習慣になっています。その先は、特に苦労を感じずに記録する日々が続くでしょう。どちらかというと、記録しないと気持ち悪くなってくる感覚に近いと思います。その状態まで自分を連れて行ってあげるのです。

自然と痩せる方へ進んでいく不思議な感覚

では、食事も運動も変えないのに効果があるというのはなぜでしょうか。

それは「ダイエットは正しい自覚をすると勝手に進んでいく」ものだからです。

僕はあすけんに記録をつけてみて、初めて自分が食べすぎていることを知りました。全然大食いではないと思っていたのに、記録してみたらもう笑っちゃうくらいにカロリーオーバーしていて、特に脂質がめちゃくちゃ高かったです。

それも、どこか1日だけでなく、記録をつけて2日目も、3日目もそうでした。カロリーオーバーの、脂質取りすぎ。僕にはそういう傾向があったわけです。それなのに「食べすぎていない」という認識だったわけですから、いかに**太っている人が正しく自分を認識できていない**かがわかります。

「雰囲気」こそダイエットの最大の敵

太っている方は、必ず、栄養バランスのどこかが崩れています。繰り返しになりますが、栄養バランスの正しい食事をして太るのは至難の業です。だから、まずはその「歪み」を自覚するのが重要になってきます。3週間も記録を続ければ、自分のクセがわかってきます。脂質が多いものが好き、味が濃いものが好き、これを食べた翌日は体重が増えている……。あなたは初めて自分が太っている原因を科学的に知ることになります。

それを毎日毎日、目にします。すると、何となく、うずうずしてくるのです。そもそも僕たちは「痩せたい！」と思ってダイエットを決意したわけです。だから記録を始めて、毎日「そんなに豚バラを食べたら脂質オーバーするよ」という指摘をもらい、事実を目の当たりにし続けるわけです。

ダイエットしたい人にとって、これを漫然と見送れという方が逆に難しいです（笑）。何せ痩せたいと思っている人の目の前に、痩せられない理由が突きつけられているわけです。どこかちょっとでも生活を変えられないか、そう思うようになってきます。

僕の場合は、記録開始から数日後には、購入する肉が豚バラ肉からロース肉に変わりました。正直それまで、ロース肉なんてこの世の誰に需要《じゅよう》があるんだよ、と思っていました。だって脂身おいしいじゃないですか！　全身がバラ肉の豚がいたら良いのにとさえ思ったものです。そんな僕がロース。信じられません。しかし、これは誰に強制されたわけでもなく、自分で論理的に納得してとった行動なのです。豚バラ肉は脂質が多くて、ロース肉は脂質が少ない。だからロース肉に置き換えれば、脂質が多い食生活を改善できるだろう。すごく単純だけど、とっても論理的な考え方ですよね。


このように「あすけんで3週間、記録だけする」という行動は、自分の中に意識改革をもたらします。

いきなり大きく生活習慣を変えようとしても、人間の根性はそうそう続きません。特に僕のように太っていた人は、そうなるまでの問題ある生活習慣が根強く染みついていて、それを変えられないから痩せられなかったという背景があります。

「生活を変える」のが難しいのは「意識が変わっていない」から。

だから**いきなり生活を変えるのではなく、3週間自分を観察して、意識が変わるのを待つ**のです。

自分は記録をつけても何も変わらないんじゃ……と思うかもしれません。でも良いのです。まずは行動してみてください。ダイエットをしたい、痩せたいと思っているあなたの意識に、必ず変化が訪れると僕は確信しています。

ダイエットを育成ゲームと捉える

僕は自分のダイエット生活を「育成ゲーム」にたとえました。

パラメータをいじって、自分の身体を育成していくゲームのように考えたのです。

サッカーチームを作るゲームなら、強い選手をスカウトすることが重要になりますが、僕の場合は「たんぱく質がこんなに多いのに脂質が少ないのか！　うちのチームにスカウトだ！」という要領でチーム作り（メニュー作り）を楽しんでいきました。

その基盤となったのが「記録」です。あすけんというアプリでの記録を通して、僕のダイエット生活はゲームになりました。僕の身体がゲーム機本体で、あすけんが面白いソフトといった仕組みです。

最初の3週間（またはそれより短い期間）で、ダイエットをゲーム化する。

それが僕の提唱する「絶対痩せるダイエット法」のステップ1です。

人体にまつわるあれこれはわからないことだらけですが、ゲームには必ず攻略法があります。そしてこの本は、そのゲームの攻略本なのです。

「とは言っても、3週間記録するのがそもそもめんどくさいよ〜」

と思ったあなた！ 気持ちはわかりますが、よく考えてみてください。

僕のように怠惰な生活を長年送ってきた人が、ずっと健康を気にして生きてきた人と同じ生活や体型を手に入れるのに「楽をしよう」というのはちょっとムシが良すぎませんか。

「○○を食べるだけ」とか「○○をするだけ」とかいうキャッチーなダイエットは、そういう「楽をしたい」気持ちに付け込んでくるものです。しかしその実、なかなか成功しづらい側面があります。

同じ「だけ」なら「記録するだけ」、これを頑張ってみてください。僕のダイエット法は「頑張らなくても痩せる！」を売りにはしていません。とはいえ、尋常じゃない努力をして痩せたという再現性の無い痩せ方はメソッドと呼べないでしょう。だから**「最も効率的な最低限の努力」だけすれば良いように設計してあります。**その結果導き出されたのが、この「3週間記録」です。

あなたが何か頑張るなら、ここを頑張って欲しいのです。1週間水しか飲まない断食や、毎日10㎞走るような努力に比べたら、取り組みやすく、そしてとても理論的な努力になると思います。大丈夫、あなたならできます。

理論を知り、自分の育成ゲームに着手したあなたは、この後「無知」が理由で太ることがなくなっていきます。つまり、次にあなたが太る時は「自分で太ろうと思った時」だけになるのです。「太りたくないけど、なぜか太っちゃう」苦しみは、今、根絶されました。

健康を手に入れるか、手放すかは自分で決める。

初めて感じるその感覚が、あなたを大きく変えていきます。

これから始まるのは、あなたにとって「人生最後のダイエット」です。
さあ、誰よりも納得感のある人生を、今から一緒に手に入れていきましょう。

まとめ

◎消費カロリー＞摂取カロリー　が、何度でも立ち返るべき「ダイエットの大原則」
◎食事や運動、生活は一切変えなくていい。まず3週間、記録だけをつける
◎○○だけダイエットに惑わされない

モチベーション維持はダイエット成功の要

やる気が出るおすすめ動画&書籍

動画

◎ダイエットコーチ計太

https://www.youtube.com/channel/UCrSTCLfbo5o-QTA7ACeXvxA

東京で「ボクノジム」というパーソナルトレーニングジムを経営している計太さんのチャンネル。ダイエット、トレーニングについての情報を、ダイエッターの気持ちに寄り添って伝えてくれる。計太さん自身がイケメンなので「こんなイケメンの言うことなら信じたい!」とテンションをあげてくれる。

◎食欲コントロールダイエット講座

https://www.youtube.com/channel/UC8aIZF5U67Ght05GaCSGuMw

食欲コントロール協会の富永さんが主宰するチャンネル。過激なダイエットではなく、食欲をコントロールして無理なく痩せる方法をわかりやすく教えてくれる。ダイエット疲れした人にこそ見て欲しいチャンネル。

◎松田リエ || おうちで食べ美

https://www.youtube.com/channel/UCuuY3Ku45c-cAJ-omvCqlXA

「食事からビューティー」を合言葉に、食を中心とした様々なダイエット情報を伝えてくれるチャンネル。女性目線の話から、科学的な話まで動画のテーマは多岐に渡る。

◎藤井筋トレチャンネル

https://www.youtube.com/channel/UCSpf3XUdIGDy58i0vcL-_bA

パーソナルトレーナーの藤井さんのチャンネル。筋トレチャンネルという名前ではあるものの、代謝など身体の仕組みに関する動画も多く、ダイエットの参考になる。

◎バズーカ岡田の筋トレラボ

https://www.youtube.com/channel/UCrV1T0LCGPgGiBspaL2pZHw

日体大准教授でもあるバズーカ岡田さんのチャンネル。こちらも筋トレと名前がついているものの、岡田さん独自の「除脂肪メソッド」は広くダイエットに有効なので、筋肉に興味がない人も必見。

◎山本義徳 筋トレ大学

https://www.youtube.com/channel/UC7F_CLFtxDetmUnORgmwImg

ボディビルダー・山本義徳さんのチャンネル。ボディビルダーだけあって筋肉要素は強めだが、減量について深掘りしている動画も多く、とても参考になる。

◎ルイボスチャンネル

https://www.youtube.com/channel/UCt9sXvRSdxBCvkA6J7-rz6Q

137kgから68.5kgまでのダイエットに成功したルイボスさんのチャンネル。ダイエットを科学的に知るというよりは、ルイボスさんの生き様を見る事ができるのが最大の魅力。成功者の姿を見ることでモチベーションがアップ！

書籍

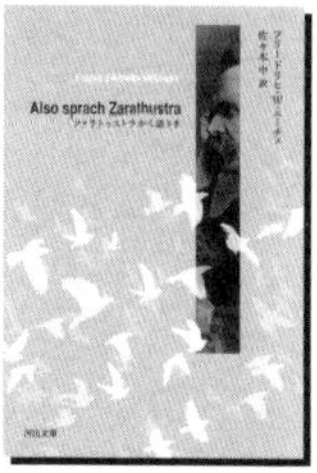

◎『ツァラトゥストラかく語りき』(ニーチェ)

哲学者のニーチェの著書。人生をなぜ生きるのかという疑問に答えを出した著作。「なんでこんなきついダイエットをしているんだろう……」という気持ちになった時、改めて自分の目標を見つめなおす事ができた。

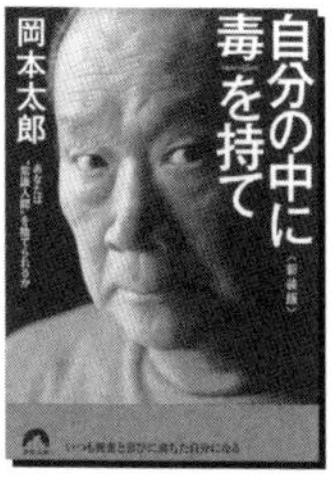

◎『自分の中に毒を持て』(岡本太郎)

「芸術は爆発だ！」の名言でおなじみ、芸術家の岡本太郎さんの著書。「弱い自分を認める」「下手で良いから明るく自由にやる」といった金言がちりばめられており、モチベーションを見失いがちなダイエット中に読むのにも最適な一冊。

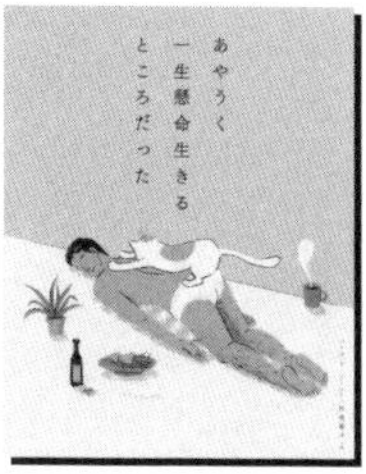

◎『あやうく一生懸命生きるところだった』(ハ・ワン)

イラストレーターのハ・ワンさんが書いた、人生の気づきに関する本。ダイエットはとにかくがむしゃらに頑張ってしまいがち。でも、本来の目的はダイエットを頑張る事ではなく、目指した健康を手に入れること。思い詰めた気持ちがスッと楽になるような一冊。

第3章

クイズ王式ダイエット
実践編 〜摂取〜

PFCバランスを制する者はリバウンドを制す

ダイエットと減量の違い、説明できますか

「第2章　ロジック（論理）編」をお読み頂き、ありがとうございました。

ここから先は「第3章　実践編　～摂取～」「第4章　実践編　～消費～」と続き、より具体的な話をしていきたいと思います。

とはいえ、具体的な話というのは何なのでしょう？

皆さんはすでに「ダイエットの大原則」を知ってしまいました。要は何を食べようと、消費カロリーが摂取カロリーを上回れば痩せることを知ったわけです。

これ以上、何を覚える必要があるのでしょうか？

ここで重要になるのは「ダイエット」という言葉の意味になります。

皆さん、改めて「ダイエット」という言葉の意味を考えたことはありますか？

昔の僕は「ダイエット＝減量」くらいの認識で捉えていました。

実際に、いくつかの辞書で「ダイエット」という項目を引いてみると、いずれも「食事制限をして痩せる行為」というようなニュアンスの説明が載っています。ただ、この内容は、実際に減量をやってみた僕としては、やや説明不足な印象が否めません。

そこで本書では、よく混同されがちな以下の3つの言葉を、以降このように区別して使っていきたいと思います。

①減量

読んで字のごとく、体重を減らすことです。先ほどの辞書の「ダイエット」は、この「減量」とほぼ同義の説明になっていたかと思います。体重を減らすという行動は多くの場合ダイエットのメイン行動となりますが、本書では別の言葉として「体重を減らす」という意味だけで使っていきます。

②ダイエット

人によって見解が分かれますが、僕の思うダイエットは「食生活の改善を中心に健康な生活を手に入れる」ことです。ですので、数日飲まず食わずで無理に「減量」したものは「ダイエット」ではないと思っていますし、栄養不足で体重が足りなかった人が「増量」するのは立派な「ダイエット」だと思っています。

「リバウンドしない、一生続く健康生活」を手に入れる行程が、今回僕がお伝えしたい「ダイエット」になります。

③ボディメイク

ボディメイクは、身体の見た目を良くする行為です。このボディメイクは、今挙げた3つのワードの中でも達成レベルが一段階高い印象があります。というのも、美しい身体を作るには健康が必須条件だからです。

つまり「ボディメイク」は「ダイエット」に成功した上で目指す目標なのです。健康な生活の先に、美しい身体がある。そんなイメージを持って頂くと良いかと思います。

「ダイエットしたい！」と言っている人の中には、「減量」が目的になっている人も多いでしょう。もちろん、「○週間後にパーティがある！」とか、「今年の社内健康診断までに○kgになりたい！」といった短期目標がある場合は、目先の数字を追うのも良いと思います。

ただ、**ダイエットをする以上、一度の打ち上げ花火で終わってしまうのはもったいない。**本質的には長い目で見た「健康」を手に入れる意識が重要です。

「ダイエットの大原則」を知ったあなたは、飲まず食わずをすれば「減量」できることを知りました。しかし、それでは健康な状態が長続きしないことも容易に想像できますよね。

今取り上げた「リバウンドしない」「一生続けられる」という考え方は、今回のダイエット法にとっての大きな軸となります。そして、それを実現するための情報が詰まっているのが、この「第3・4章　実践編」になります。

「第2章　ロジック（論理）編」で得た減量の仕組みの知識を土台に、健康生活を手に入れるための具体的な行動を起こしていきましょう。

ここから先は実践編を〈摂取〉〈消費〉の2項目に分け、僕の10ヶ月間の実体験をもとに、どうしたら**効率よく、そして長期的に痩せていけるのか**をお伝えしたいと思います。

ダイエット成功に欠かせない8つのチェックポイント

「摂取」とは、平たく言うと「食事」です。

ダイエットというと「消費（＝運動）」をイメージする人も多いと思いますが、大事なのはこの「摂取」の方。

つまり、食事を変えれば生活、体型、健康は大きく変わっていくのです。

では、ここから「これを押さえれば痩せる！」という、摂取に関する重要な8つの攻略ポイントをお伝えします。

①クイズ王式ダイエットの要、三大栄養素ＰＦＣを知る
②糖質制限と脂質制限、それぞれのメリット・デメリットを理解する

③ＰＦＣそれぞれの強みを学ぶ
◆リバウンドも防いでくれるのはたんぱく質
◆脂質を摂る際はバランス重視で
◆脳にも筋肉にも必要な糖質はＧＩ値に注目
④ダイエットの大敵「便秘」。腸活は必須項目
⑤食べて痩せるダイエット　おすすめの食材とは
⑥クイズ王式ダイエットを支えたおすすめメニューとは
⑦糖質制限ダイエットでモチベーションアップ
⑧避けて通れないダイエット停滞期と向き合う

いよいよ実践編、張り切っていきましょう！

①クイズ王式ダイエットの要、三大栄養素ＰＦＣを知る

皆さんは「ＰＦＣ」という言葉を聞いたことはありますか？

PFCバランスを制する者はリバウンドを制す

すでにご存じの方は素晴らしいです。ただ、もし「初耳だよ！」って方がいらしても大丈夫。新たな知識を得ることが、物事を成功させるカギになります。

ＰＦＣとは、人間の生活に必要な三大栄養素である「たんぱく質（Protein）」「脂質（Fat）」「糖質（Carbohydrate）」を、その英語の頭文字をとってまとめたものです。この3つの栄養素は他の栄養素にはない特徴を持っているために「三大」といって特別扱いされています。

ではなぜ特別なのか。それは「カロリーを持っている」からです。

意外と見逃しがちな事実なのですが、**人間が摂取してカロリーになる栄養素は、この「たんぱく質」「脂質」「糖質」の3つだけなのです。**改めて言われると、へぇ～って気持ちになりますよね。

「ダイエットの大原則」では、摂取カロリーを消費カロリーより抑えるのが減量の仕組みだと学びました。
つまり、僕たちが痩せるかどうかは「カロリー（＝ＰＦＣの合計）の摂取をいかにコントロールするか」で決まるのです。

そして、このＰＦＣをそれぞれ何ｇずつ摂取してカロリーを形成していくかのバランスのことを「ＰＦＣバランス」と言います。
「たんぱく質」は１ｇ＝４kcal、「脂質」は１ｇ＝９kcal、「糖質」は１ｇ＝４kcalのカロリーを持っているのですが、これらを１日にどういった割合で摂っていくかで、摂取カロリーが決まっていくのです。

このＰＦＣにはそれぞれの良さや欠点のようなものがあります。その長所と短所を理解して、摂取するバランス（割合）を決めていくことが重要です。まとめると、

・ＰＦＣの「総量」を減らす→痩せる

・PFCの「内訳」を調整する→ダイエットを効果的に行う

という2つの軸で考えていくのが、摂取の基本となります。

②糖質制限と脂質制限、それぞれのメリット・デメリットを理解する

ダイエットの大原則に基づき、全体の摂取カロリーを減らすためには「たんぱく質」か「脂質」か「糖質」を減らせば良いということになります。それでは、どれを減らすのが正しいダイエット法なのでしょうか？

よく言われるダイエット法は2つあります。それは「糖質制限（糖質を減らす）」か「脂質制限（脂質を減らす）」かです。

インターネットで検索すると、両方の主張が書かれた記事がたくさん出てきます。実際に**僕は今回のダイエットの中で、「糖質制限」も「脂質制限」も試しました。**

そして両方の時期でしっかりと減量することができ、今なおリバウンドもしていません。

どちらも効果的であったと実感しています。

ただし、この2つのダイエットは、痩せるための仕組みや、実際に取り組むことなどに大きな違いがあります。それ故、それぞれにメリットもあればデメリットもあります。下記に簡単にまとめてみました。

○**糖質制限**

・体重が落ちやすいので、モチベーションが上がる！
・主食を抜いたり控えたりする方法なので、やり方が簡単
・リバウンドしやすい
・一生主食を抜くのは難しい

○**脂質制限**

・体重の落ちは緩やか

・脂質の量などを計算して行う方法なので、やり方がやや複雑
・リバウンドしづらい
・日本人の食生活に合いやすい

僕はこの**ダイエット期間の前半（3月～7月）に「糖質制限」を、後半（8月～1月）に「脂質制限」を実施しました。**

それぞれに効果が認められたのですが、僕がよりダイエットに効果的だと感じたのは「脂質制限」です。

ダイエットで重要になるのは、減量が終わった後にリバウンドをしないことです。その点で非常に優れている脂質制限は、多くの日本人にとって取り入れやすく、生活の中になじむダイエット法と言えます。

本書はこの「脂質制限」を軸にダイエット法をお伝えしたいと思います。

もちろん「糖質制限」も有効なダイエット法ではあるので、一通りの解説の後に、糖質制限についてのコーナーも設けたいと思います。

それでは、実際に脂質制限のやり方についてお伝えします。

脂質の摂取上限については諸説あるのですが、目安として1日の摂取量を「体重×0・5g」にするという例があります。脂質制限を始めた78kg当時の僕で言うと1日39gですね。これを少し下回るくらいの感じで食べていければ、脂質は制限されているといえるでしょう。

ただし、糖質と違って、脂質は完全にカットしてしまうと代わりになるものが無い栄養素です。制限するといっても、0gにしてしまうのはダメなのです。

僕の場合、減量末期には28g以下と決めてかなり脂質を切り詰めた食生活をしていましたが、肌荒れがひどくなるなど、若干体に不調が出てしまいました。自分の体調をしっかりチェックして、無理のない範囲で制限をかけていきましょう。

脂質制限を行う上では、脂質の低い食材を選ぶことはもちろん、調理法のチ

ヨイスも重要になってきます。「揚げる」はもちろんNGで、できるなら「油で炒める」も避けたいところです。食品に含まれる脂質もさることながら、サラダ油などの「油そのもの」の脂質はとても高いです。できるだけ「茹でる」「蒸す」「生」「(油を使わず)焼く」のいずれかを選択するようにしましょう。

③PFCそれぞれの強みを学ぶ

◆リバウンドも防いでくれるのはたんぱく質

それではここからは、三大栄養素について詳しく見ていきましょう。

この三大栄養素をうまくコントロールすることが、ダイエットにとても重要です。


三大栄養素の一つ「たんぱく質」は、人間の筋肉や内臓、皮膚、髪の毛などを作っている成分です。

肉や魚、卵、大豆などに多く含まれています。

英語では「プロテイン」と呼ばれます。よくダイエットをしている人や筋トレをしている人が飲んでいる「プロテインドリンク」のプロテインですね。薬の一種だと思っている方もよくいるのですが、プロテインドリンクは単にたんぱく質のかたまりである普通の食品（飲み物）なのです。

さて、**このたんぱく質、ダイエットをする上では基本的に減らしたくない栄養素です。**

後述するのですが、基本的に「減量」をすると、脂肪とともに筋肉も落ちていきます。そして、筋肉が落ちると徐々に「太りやすい身体」になっていくとされています。せっかく痩せても、少し食べたらすぐにリバウンドする身体が完成されたのでは良くないですよね。

少しでも筋肉を維持しつつ、美しく健康に痩せていく。そのためにたんぱく質はよく摂取しておきたい栄養素なのです。

◆脂質を摂る際はバランス重視で

三大栄養素の中で最もカロリーが高いのが脂質です。そのせいか「脂質は太る」という悪いイメージを持つ方も多いかもしれません。しかし脂質はホルモンや細胞膜の原料となったり、エネルギーを保存する役目を担っていたりと、人体にとっては重要な栄養素です。

今回本書で取り上げる「脂質制限ダイエット」においては、制限の対象となります（逆に「糖質制限ダイエット」では、脂質を大量に摂取することになります。まさにこのあたりが「PFCバランスの妙」といった感じですね）。

脂質を多く含む食品は、脂の多い肉・魚、アボカド、ナッツなどです。ただ、僕たちが生活する上で脂質を摂りすぎる場合は、何か一つの原料というより、ラーメンやピザなど「脂っこいイメージのある料理」の場合が多い印象です。

脂質制限をする上では上記のような脂っこいもの、揚げ物、ジャンクフードなどは食べないのが基本になっていきます。また「この食品は脂質多いかな？」と思ったら成分表示を見る、表示が無いものは「あすけん」に入力して調べるようにしましょう。

◆脳にも筋肉にも必要な糖質はGI値に注目

筋肉のエネルギー源として、そして脳の唯一の栄養素として活躍するのがこの糖質です。

筋肉は栄養素を蓄えておけるのですが、脳はそれができないため、定期的な補給が必要と一般的には考えられています。

また**身体が糖質不足の状態だと筋肉を分解してしまうため、筋肉を落としたくない時にも不足させない方が良い**栄養素といえます。

「糖質制限ダイエット」は、この糖質を抜くダイエットです。糖質を多く含む食品はご飯、パン、麺などの主食系と、ジュース、ケーキ、果物などの甘いものになります。

糖質と密接な関係があるものに「GI値」というものがあります。

「ダイエットで気にすべきは、カロリーではなくGI値だ」というお話を聞いた経験はありませんか？　GI値の存在が知られ始めたのはここ30年くらいと、比較的新しい概念ですが、ダイエットに興味がある方なら一度は耳にしているかもしれません。

GI値とは「グライセミック・インデックス（Glycemic Index）値」の略。

食後の血糖値の上昇しやすさを数値化したものです。**GI値の数字が大きいと血糖値が急上昇しやすい**という傾向にあります。血糖値の急上昇が頻繁に起こると、脂肪を蓄積《ちくせき》しやすくなり、場合によっては糖尿病を引き起こすとされています。仕組みを説明すると長くなるので簡単な言い方をすると、「GI値が高いものは太りやすい」というイメージです。

特に主食となる糖質にGI値が高いものが多いので、僕は「主食は低GIなものを中心に食べる」という考え方でダイエット期間を過ごしました。以下、主食となる糖質を高GI、低GIに分けてみます（カッコ内はGI値）。

・高GIな主食
食パン（95）、白米（88）、うどん（85）、コーンフレーク（75）、パスタ（65）

・低GIな主食

全粒粉パスタ（50）、そば（54）、オートミール（55）、ライ麦パン（55）、玄米（55）

同じ糖質量を摂るならば、ダイエット期間中は低GIな食品の方がおすすめです。

例えば「白米→玄米」「パスタ→全粒粉パスタ」「うどん→そば」と置き換えることで、血糖値が急激に上がるのを防ぐことができます。

主食は厳しい糖質制限以外では基本的に毎食食べるものなので、まずここに着手するのが効率的です。

④ダイエットの大敵「便秘」。腸活は必須項目

僕は今回のダイエットの終盤で「腸活」に取り組みました。

腸活というのは、人間の腸の中の環境「腸内環境」を整える活動です。これを行うと、便秘が解消される以外にも、様々な良い効果があります。

人間の腸内には、良い働きをする「善玉菌」、悪い働きをする「悪玉菌」、そのどちらで

もない「日和見菌《ひよりみ》」の3種類の菌が存在しています。今、簡単に説明するために善玉菌を良い、悪玉菌を悪いと紹介しましたが、理想的な腸内環境はこれらを2：1：7のバランスに保つことと言われています。悪玉菌は悪玉菌で、ちょっとは生きていた方が身体には良いとされているのです。

人間の身体は放っておくと悪玉菌が増えがちなので、結果的に理想バランスを保つためには善玉菌を増やす行為が必要となります。だから「善玉菌を摂ろう！」とよく言われているわけですね。

ダイエットを続けていると、食事も運動も頑張ったのに、翌日体重が増えている！という現象に悩まされることがあります。これは本当にモチベーションが下がってしまうんですよね。僕も何度もこの現象に直面して、朝からブルーになったものです。

ではなぜ、そんなことが起きてしまうのでしょうか。それは「1日程度の人間の体重の変化は、水分と便が大きく関係しているから」です。例えば、前日の夜に1kgのステーキを食べて寝たとして、翌日1kgの脂肪が増えているということはありません。消化され、エネルギーとして使われ、それでも使いきれなかった分が脂肪として蓄えられるのです。

とはいえ、1kgのものを食べたら、体重は1kg増えます。当然ですよね。つまり「体重が増えた＝脂肪が増えた＝太った」ではないのです。痩せた太ったを1日単位で正確に知るのは実は難しいのですね。

その体内に取り入れられたものが体重に反映されなくなるのは、便として排出された時です。つまり、便秘の時などは体重が重く、快便な時は体重が軽く測定されるという訳なのです。

ですので、カロリー的にはかなり頑張った翌日も、体重そのものが増えていることは大いにあり得ます。体重と便通にはこういった関係性があるわけです。

さて、そこで腸活の話に戻ります。腸が元気になると、便秘が解消されます。これだけでも、身体に良いのは間違いなしですよね。

それだけではありません。過去の研究で、プロバイオティクス（＝生きた善玉菌）を体内に投与した結果、体重や皮下脂肪量が減少したという結果が確認されています。また、腸内環境を改善することで脂質の代謝が促されるという見解もあります。**腸活が進むと、ダイエット効果の促進が期待**できるのです。

また、腸は脳と密接な関係にあると言われています。皆さんは大事な試験の前に、緊張しておなかが痛くなった経験はありませんか？　あれはまさに、脳がキャッチした「不安」という感情が、腸に伝わった結果起こる腹痛です。このように脳と腸が関係し合っていることを「脳腸相関《のうちょうそうかん》」といいます。脳からのシグナルを腸が受け取るように、腸内環境が悪化することで脳で不安感が増すという逆方向の影響が出る例も報告されています。腸内環境を整えると、脳の健康も保てるわけです。

その他、アレルギーが改善されたり、肌荒れが改善されたりと、腸を元気にすると体調を整える効果が期待でき、直接減量とは関係ないものを含めても、基本的に良いこと尽くめです。僕たちは減量を中心に「健康」になるのが目標ですから、これを取り入れない手はないですよね。

⑤食べて痩せるダイエット　おすすめの食材とは

ここからは、脂質制限ダイエットにおけるおすすめ食材を紹介していきたいと思います。

○肉

お肉はたんぱく質が多いので是非摂りたいのですが、同時に脂質も多く含んでいる場合が多く、脂質制限での摂取はちょっと怖い印象があります。

そこで効果を発揮するのが「鶏胸肉」と「馬肉」です。これらは高たんぱくでありながら脂質が少ない、優れた食材です。

鶏胸肉は脂質の多い皮の部分を取り除くことで、脂質制限中のメイン食材として活躍してくれます（僕はもともと皮も大好きだったのですが、ダイエットのためにここは我慢です……！）。

脂質が少ない分、加熱するとパサつきがちですが、調理法次第でおいしく仕上げられます。特に相性が良いのが低温調理。低温調理器を使ったり、余熱調理をしたりすることで柔らかいまま鶏胸肉を食べる事ができます。

鶏胸肉を使った加工品でいうと、**ダイエットの定番「サラダチキン」も脂質制限向きの食材**と言えます。コンビニでも簡単に手に入るし調理いらずなので、何か一品足りない時には是非活用しましょう。

馬肉は部位によっては脂質が多いので、赤身を選ぶことをおすすめします。馬肉は牛肉や豚肉よりも多くの鉄分、グリコーゲンを含んでいるため、貧血の防止や疲労回復の効果も期待できます。

そもそも、ダイエットなど関係なく、シンプルに馬刺しが好き！　という方もいますよね。僕も大好きで、居酒屋ではよく頼んでいました。食事がワンパターンになりがちな中で食べる馬刺しはまさにご褒美食《ほうびしょく》。値段が高めで、スーパーなどでもあまり売っていないのが難点ですが、冷凍馬肉を通販で購入することで比較的安価にいつでも手に入れることができますので、是非試してみてくださいね。

○魚

魚もお肉と同様、ものによって含まれる脂質の量が違います。より低脂質なものを選ぶのが良いでしょう。おすすめなのはタラ、マグロの赤身、ホッケなどです。**逆にマグロの中トロやウナギなどは脂質が多いので注意しましょう。**

ただし、魚由来の油は基本的に良質な油とされています。脂質制限中でも、ある程度の脂質は摂取しなくてはならないので、1日の目安量の範囲内であれば摂取しても問題が無い油といえます。

○卵

卵はとても栄養が豊富で、「完全栄養食」と呼ばれることもあります。卵黄に含まれる脂質がやや多いので、脂質制限中は1日1～2個程度にするのが良いでしょう。

ちなみに子供の頃、「卵は1日1個まで」と教えられた方はいませんか？　実は僕もそう教えられ、最近までそう信じていたのですが、現在では「個数制限なし」とする考え方が一般的なようです。

というのも2015年に厚生労働省が、それまで成人男性750㎎、成人女性600㎎を上限としていた食事からのコレステロール摂取目標量を撤廃したのです。

コレステロールは血中濃度が上がると身体にリスクがあるという理由から「良くないもの」と認識されてきましたが、ある一定の濃度まで行くと、それ以上は値が増えないことがわかりました。摂取の上限を定めるのに科学的根拠が不十分として、その基準が撤廃されたのです。「卵は1日1個」というのは、古い時代の考え方だったのですね。

本筋からはややズレますが、このお話から、天下の厚生労働省でさえ科学的根拠が不十分だったと後に訂正することがあるんだとわかります。それだけ**人間の身体というのは研究の途中であり、栄養素がもたらす影響は複雑だ**ということですね。

ダイエットにおいて「こうしたら良い！」という答えが出づらいのも頷けます。ただ、このように適切な訂正や撤廃が出るのは本当に重要で素晴らしい前進です。卵をたくさん食べちゃいけないという「雰囲気」が打破されたことを喜んで、おいしく食べていきましょう。

○野菜

野菜は脂質を含むものが少なく、脂質制限中は全般的に食べてOKです。そんな中、アボカドは「森のバター」と呼ばれるほど脂質が多いので注意が必要です（油の質としては良質なので、摂取する場合は量に注意しましょう）。

○主食

糖質は制限していないので、主食系の食べ物は基本的に気にせず食べられます。

ただし、**ラーメンやピザなど脂質と組み合わさっている食品は避ける**ようにしましょう。

また、パンも多くの脂質を含むことが多いです。特に菓子パン、総菜《そうざい》パンは脂質制限中には避けたい品目になります。

○サツマイモ

主食と野菜の間のような位置づけに「サツマイモ」があります。なぜ別項目で取り上げたかというと、このサツマイモがダイエットにとても効果的と言われているからです。

サツマイモは基本的に腹持ちが良く、食物繊維も豊富です。また、サツマイモに含まれるヤラピンという成分には、便秘解消の効果があるとされています。スポーツトレーナーさんの中にも、減量中は主食を白米からサツマイモに変えることをおすすめしている方も少なくありません。

ただし、サツマイモは調理方法によってGI値が変わるので注意が必要です。茹でたり、蒸したりする場合のGI値が50程度と低めなのに対して、焼き芋にすると80以上と途端に高GIになってしまいます。食べる場合は茹でる、蒸すといった調理方法を選ぶようにしてください。

どうしても焼き芋が食べたい！　という場合には、焼いたサツマイモを冷蔵庫で冷やす「冷やし芋」にするのをおすすめします。一度冷やすと、食物繊維に似た働きをする「レジスタントスターチ」というでんぷんが増え、結果的にダイエット効果が高まるとされているからです。

○エビ、イカ、タコ、貝

魚介類の中でも右記4つは「高たんぱく、低脂質、低糖質」です。様々なダイエットで幅広く使うことができて重宝します。生で食べても良し、加熱しても良し、基本的にどのように食べても問題はありません。

冷凍食品の「シーフードミックス」を常備しておくと、買い物に行くヒマが無い！　という時にも対応できて便利ですよ。

○こんにゃく・海藻《かいそう》

こんにゃくと海藻はカロリーがとても低く、低糖質・低脂質なため、こちらもあらゆるダイエットでおすすめの食材です。

こんにゃくは「グルコマンナン」と呼ばれる水溶性食物繊維が豊富で、腸内環境を良くする働きがあります。

海藻、特にもずくやめかぶなどのヌルヌルした海藻には「フコイダン」と呼ばれる水溶性食物繊維が含まれています。こちらも腸を元気にしてくれる成分です。腸活の観点からも有効な食材といえますね。

○発酵食品

同じく、腸活をする上で活躍してくれるのが「発酵食品」です。

納豆、味噌、ぬか漬け、ヨーグルト、キムチなどがそれにあたります。これらの食品を食生活の中に取り入れて、腸を元気にしながらダイエットを進めていくテクニックは、かなり効率的だといえるでしょう。

⑥クイズ王式ダイエットを支えたおすすめメニューとは

続いてはお店や通販で買えるおすすめのレトルト食品や、自炊する時におすすめのメニューなどをご紹介していきたいと思います。

○マンナンごはん

「マンナンごはん」は大塚食品が販売するレトルトのご飯。レンジで温めて食べることができます。

この「マンナンごはん」、白米の中にこんにゃくの成分が混ぜ込まれており、1食150kcalとかなり低カロリーにご飯が食べられます。食物繊維が豊富なのも嬉しい特徴です。それでいて、味は白米とそんなに変わらないので、安心して食べ続けられます。

僕は**10ヶ月通して、主食はこの「マンナンごはん」にしていました。**食べる回数の多いものですから、ここでカットしたカロリーが積み重なって、大幅な体重の減少を支えてくれたと思っています。

○マイサイズ

こちらも同じく大塚食品から発売されているカレーを中心としたレトルト食品のシリーズで、ほとんどが1食分100kcal以下とかなりヘルシーに食べられるのが特徴。

普通のカレーライスはまさに脂質の爆弾のような（笑）食べ物なのですが、このマイサイズのカレーは、普通の食事と比べても低脂質に済ませられるという優れものです。

「マンナンごはん」との組み合わせが最強で、カレーが大好きな僕はダイエット中は無理だと諦めていたカレーを食べられる喜びから、1日1食は食べていました。

○チリチキン

こちらは弊社社員（通称・リコ）に教えてもらったメニュー。サンドイッチチェーン店の「サブウェイ」が販売している「チリチキン」というサンドイッチです。サブウェイは世界で最も店舗数の多いファストフードチェーンで、潜水艦型のサンドイッチが特徴的なお店です。ダイエット中にパンはなかなか食べられないイメージでしたが、サブウェイのパンは比較的低糖質で、さらにこの「チリチキン」は低脂質、高たんぱくと良いこと尽くめなのです。

普段の食事を1食サブウェイのヘルシーメニューに置き換えるだけでかなりのダイエット効果が期待できます。後にサブウェイも公式に「置き換えサブチャレ」という名前でこれを推奨していたほどです。

パンが食べられる喜びと、優れた栄養価に惹かれて、週に5回はこの「チリチキン」を食べていました。現在でもかなりの頻度で食べに行っています。

同じような栄養素のメニューとして「ローストキチン」「ターキーブレスト」もダイエットに有効ですので、是非お好みで試してみてくださいね。

○おでん

寒い冬の時季によく食べていたのが、コンビニのおでんです。大根、白滝、こんにゃく、牛スジ、ロールキャベツといった具材は比較的低脂質でカロリーも控えめなためおすすめです。特に牛スジのおでんは低脂質なイメージがなかったので、成分表を見てその事実を発見した時は、思わずガッツポーズをしてしまいました。

○フィットネスバーグ、フィットネスソーセージ

こちらは通販サイト「ミートフィットネス」で購入できるハンバーグとソーセージです。

「えっ!?　ダイエット中にハンバーグやソーセージ？」と驚かれたあなた。そうでしょう。僕も驚きましたが、こちらも**成分表を見てガッツポーズしたパターン**でした。

この「フィットネスバーグ」「フィットネスソーセージ」は、つなぎなどを使わない独

特かつ丁寧な製法で、お肉のうまみを残しながら高たんぱく、低脂質を実現させた夢の商品です。ハンバーグやソーセージなど「ダイエットの時は我慢しなきゃ」と思っていたものが食べられる喜びは、本当に大きいですね。

そのまま食べるのはもちろん、「マンナンごはん」「マイサイズ」「フィットネスハンバーグ」の組み合わせでハンバーグカレーを作ったり、「フィットネスソーセージ」を刻んで全粒粉パスタと調理するなど、食卓に楽しみを格段に増やすことができます。是非色々なアレンジを考えてみてくださいね。

○ひゅうが飯

こちらは自炊料理。「ひゅうが飯」は愛媛県の郷土料理で、今回はそれをダイエット風にアレンジしたものを食べていました。鯛の刺身を卵黄、麺つゆ、醤油で作ったタレに漬け込み、「マンナンごはん」の上に載せて、刻み青じそを添えて食べるというもの。これがもうハチャメチャにおいしく、栄養バランスも最高なので、やはり毎日のように食べていました。

⑦糖質制限ダイエットでモチベーションアップ

ここまで脂質制限をベースにしたダイエット法やおすすめ食材をご紹介してきました。これを踏まえて、今回はメインでは取り扱いませんが、糖質制限についても簡単にご説明していこうかと思います。

前述の通り、基本は脂質制限がおすすめですが、**脂質制限に行き詰まってしまった方や、とにかくスタートダッシュで体重を落としたい方などは、一時的に導入をするのも良い**かもしれません。

○糖質制限のメリット

糖質制限は、三大栄養素の一つである「糖質」を制限するダイエット法です。

人間は肝臓に蓄えられた糖質が不足すると、中性脂肪をエネルギーとして使うようになります。糖質の摂取を控えて、身体についた脂肪をエネルギーとして減少させようという考え方です。

糖質制限の良いところは「減量のしやすさ」です。シンプルに言うと、脂質制限に比べて糖質制限の方が体重が落ちやすい傾向にあります。そもそも僕たちは体重を減らしたくてダイエットを始めるわけですから、このメリットは魅力的ですよね。

特にダイエットの序盤はモチベーション管理が重要です。頑張ったのに体重が落ちないとか、場合によっては増えているとか、そんなことがあると途端にやる気が無くなってしまいます。

それを防ぐ意味でも、序盤に糖質制限に取り組み、ガツンと体重を落として、自分の機嫌をとってあげる事は有効な手段と言えるでしょう。

また、取り組みやすさも糖質制限のメリットです。

僕たちが摂取する糖質のほとんどは「主食」です。ですので、この**主食を抜いておかずを少し多く食べる**という方法が糖質制限の主なやり方になります。

理論的に難しくないので、ＰＦＣバランスの計算などが難しいダイエット初心者にもとつつきやすい方法といえるでしょう。

○糖質制限はなぜリバウンドしやすいのか

糖質制限のデメリットを紹介する前に、糖質制限がなぜ大きく体重を減らせるのかについて説明したいと思います。

実は糖質という栄養素は、1g摂取すると3gの水分も一緒に体内に連れてくる性質を持っています。糖質を100g食べると、300gの水分も一緒に体内に取り込まれるので、単純計算で400g体重が増加します。

ですから、そもそも糖質には「他の栄養素より摂取すると体重が増えやすい」という前提があるわけです。糖質制限はその糖質の摂取を制限するわけですから、体重が落ちるのも当然といえば当然ですよね。

糖質制限をして最初にガクンと体重が落ちるのは、糖質と一緒に水分も抜けているからなのです。この水分は、糖質を再び摂り始めると体内に戻ってきます。これ

PFCバランスを制する者はリバウンドを制す

はリバウンドの原因であり、糖質制限のデメリットとなる部分です。

有名なタレントがCMでダイエット姿を披露しているのを見たことがある方も多いと思います。しかし、その後リバウンドした、という話もよく聞きますよね。あれは、そのCMが糖質制限で一時的に減量した姿を収めたものだからです。

「○週間で○kg痩せた！」というのを売りにしている広告もありますよね。その場合は糖質をかなり控えた生活をして、短期間でガクンと減量している可能性が高いです。

もちろん「CM撮影の日までに痩せる」という目標は達成されているのでまったく問題のないダイエット法ではあるのですが、僕たちはつい「この痩せ切った姿をずっとキープできる」という前提でものを見てしまいがちです。

期日を決めれば頑張れるけど、一生主食を食べないのは無理！　という方も多いはず（僕もそうです）。糖質制限だけで痩せた人にリバウンド者が多い陰には、そういう理由があるのです。

○糖質制限ダイエットのやり方

具体的に糖質制限を行う場合の1日に摂取する糖質の量についてですが、ダイエットのプロの意見を参考にしても、30〜50g程度、20g以下、5g以下と人によっておすすめの上限量はまちまちでした。

それぞれのプロの主張をよく読むと、この数値の違いはどうやら「どれだけ厳しく制限を行うか」の違いであるとわかってきました。がっつり制限するぞ！　という人はストイックに5g以下、ちょっと自信ないなぁ〜という人は20g以下など、その人のやる気や体質によっておすすめの数値が違っていたのですね。

ちなみに僕は「100g以下」と、かなりゆるい糖質制限を行っていました。おそらく厳しい人に言わせたら糖質制限と呼べないレベルだったかもしれません。

ただ、白米を毎食もりもり食べていた僕にとっては、これでもかなり厳しめの制限でした。

もともと体重が多かったおかげもあり、効果はみるみる現れました。スタート時の3月に112kgあった体重も日を追うごとに落ち続け、8月末の時点で78kgまで落ちていました。半年弱で34kgの減量です。ここまで続けると、糖質制限にありがちな「水分が抜けただけ」という感じもしませんね。しっかりと脂肪を燃焼させて痩せることができました。

この期間を今厳密に見つめなおすと「糖質を控えめにしたカロリー制限期」と呼ぶのが正しいかもしれないと思います。世間一般に言われている「糖質制限」は、もう少し厳しいイメージです。もし「本格的な糖質制限がしたい！」という方は、糖質の摂取量をグッと絞ってやってみても良いでしょう。

糖質制限ダイエットは別名「ケトジェニックダイエット」とも呼ばれます。**糖質の代わりに脂質を原料とする「ケトン体」という物質をエネルギー源にして生活し、体脂肪をどんどん燃やしていく**という仕組みです。そのため、糖質はカットするものの、脂質は多く摂る食生活になります。

僕もゆるい糖質制限ではありましたが、「脂質を多く、糖質を少なく」という気持ちで食事を組み立てていました。

○糖質制限でおすすめの食材

肉や魚介は脂質の多いものもOKなので、基本的に何でも食べて大丈夫になります。卵も積極的に摂った方が良い食材です。

一方、主食は食べないのが基本、ゆるい場合にも低糖質なものを食べる程度になります。厳しい制限の場合は、野菜や豆類、発酵食品類、調味料などに含まれる糖質もしっかりチェックしていく必要が出てきます。

「肉、魚介、卵、（一部の）野菜、海藻」などを「糖質の無いシンプルな味付け（塩など）」で食べるのが基本となります。

また**脂質の中でも良質な油とされるのが、アボカド、ナッツ、青魚などに含まれる油です。**アマニ油やエゴマ油も良いとされているので、脂質を摂取する場合には参考にしてみてください。

⑧避けて通れないダイエット停滞期と向き合う

夏の暑い日は、外にいると自然と汗をかきますよね。
あれは、体温が上昇しすぎるのを防ぐために、汗をかいて熱を外に逃がしてやろうと身体が判断して起きている反応です。個人個人が自分の意志で「汗をかくぞ！」と決めているわけではなく、身体が勝手に判断しているわけです。

このような外部の変化にかかわらず人間の身体の状態を一定に保とうとする働きを「ホメオスタシス（生体恒常性）」と言います。なぜ突然このお話をしたかというと、このホメオスタシスがダイエットをする上で結構厄介な存在になるからです。

ダイエットをする上での最大の敵「停滞期」。ホメオスタシスはそれを引き起こす張本人なのです。

例えば、摂取カロリーより消費カロリーの方が大きい生活を始めて、最初の1ヶ月に3

kg痩せたとします。もともと60kgだった人がこの生活を20ヶ月続けたとしたらどうなるでしょうか。3kg×20ヶ月＝60kgなので、体重が0kgになる……はずはないですよね。

その計算式が成り立たないのは、ホメオスタシスが働いていることが原因です。最初のうちは余分な体脂肪を使って順調に痩せていった身体ですが、ある程度減量が進んでくると「おや？　この身体、栄養不足だな。このまま不足すると、餓死してしまうな。それだとまずいから、少ないカロリーでも生きていけるように身体を作り変えよう」という判断が入るのです。

こうして、**今まで通り低カロリーな生活を続けているのに、体重の減少がゆるやかになり、やがてストップしてしまう。**それが「停滞期」の正体です。

停滞期はダイエットをする上で、かなりやる気を削いできます。何といってもダイエット期間中は、大好きな食べ物を我慢したりしている部分が少なからずあるわけです。その分、体重計に乗ると痩せているという結果があるからこそ、僕たちは頑張っていられるわけです。

それが！　1週間ずっと同じ体重のまま動かない！　これはメンタルにきます。そして何だか面倒くさくなって、ダイエットをやめてしまったりするのです。

ただ、停滞期が訪れるのは理論的に当たり前である事実がわかると、少し気分は楽です。停滞期が来る事を気持ち的に納得したくない方も、20ヶ月後に0kgにならないとわかった以上、停滞期も仕方ないと観念しなければならないのです。

とはいえ、せっかく頑張っているのに停滞するのは本当にイヤなもの。

そこで停滞期を打破しようと、ダイエットに挑んだ先人たちは色々な方法を試してきました。

○チートデイは停滞期打破の味方なのか？

その中でも良く聞くのが「チートデイ」です。

皆さんもこの言葉、よくよく聞くのではないでしょうか。

チートデイは、食事制限をしている生活に挿入される「何でも食べて良い日」です。この日をはさむことで摂取カロリーが元に戻り、身体がまた痩せることを容認し始めるという、停滞期打破のための方法です。

最初にこの存在を聞いた時、「えっ、ダイエット中なのに何でも食べて良いの？　だったら頑張れるかも！」と思った人は少なくないでしょう。

かくいう僕もそのうちの1人で、ダイエットの理論を理解する前からこのチートデイの情報を仕入れては、いつ導入してやろうかとワクワクして過ごしていました。

しかし、ここに落とし穴があります。結論から言うと、**ダイエットをしている人、特に失敗してきた人には、チートデイに期待しすぎの傾向が見られます。**

かつての僕もそうだったように、チートデイは「自分にとって都合の良い存在」です。

何せ好きなものを食べて良くて、そのおかげで翌日からまた痩せていくのですから、良いことしかありません。こんなおいしい話には飛びつくなっていう方が無理なのです。

ただ、僕が10ヶ月のダイエットを通して感じた正直な感想は「チートデイは不要」というものです。後で代替案も出しますので、あまりがっかりせず聞いてください。

チートデイを入れる目的は「身体に変化を起こしてホメオスタシスをゆるめること」にあります。好きなものを食べるのが目的ではなく、ホメオスタシスをゆるめて体重を減らすのが目的です。

であれば、停滞期さえ乗り越えられれば他の方法でも良いわけですね。

チートデイは確かに、止まっていた体重の減少をまた動かす原動力になりえます。飢餓《きが》状態の身体に「もっと体重を減らしても大丈夫」だと勘違いさせる「ずるい行為（＝チート）」の日なのです。

ただ、そのリスクは甚大《じんだい》です。好きなものを食べれば、体重が増えます。その日では使いきれなかったカロリーが脂肪として蓄積されます。それを翌日から、また根気よく落としていかなくてはなりません。

僕は初期に「わーいチートデイだー!」といって昼にラーメン、夜にしゃぶしゃぶ食べ放題を食べて、2kg太りました。そしてその翌日から、面白いように体重が減っていきました。この成功体験が、人に「チートデイは効果ある」と認識させてしまうのです。

しかしちょっと待って欲しいのです。僕はたしかに面白いように体重が減るようになったのですが、この面白さ、何を隠そうチートデイで2kg太った分を1週間かけて減らしているだけの面白さではないですか。いやおかしいだろと。それは痩せたんじゃなく、**チートデイで太った分が戻っただけ**だろうと。減量だけにフォーカスを当てれば、1週間、ただ足踏みしていたのと何ら変わらなかったのです。

もちろん、その後も体重はゆるやかに落ちていったので、停滞期は打破できたといえるかもしれません。しかし、もしチートデイを入れないで1週間低カロリーで粘っていても体重は落ちたかもしれません。ifの世界の話なので比べられないですが、果たして「チートデイで痩せた」のかどうかは疑問です。

こちらもifの世界ではありますが、僕は初期にチートデイに疑問を持ち、以降「何でも食べて良い日」を設けずに、ダイエットを終了しました。つまり、チートデイを入れなくても48kgは痩せられるし、停滞期は打破できたのです。

僕がチートデイの誘惑から脱出できたきっかけがあります。

ダイエット初期、好きなものがどうしても食べたい僕はチートデイについて調べていました。週に何回までならチートデイを入れて良いのかな、と前向きに調べていたのです。

しかしそこで知ったのは衝撃の事実でした。何とチートデイを推奨している各サイトで「体脂肪率30％以上の人はチートデイの必要なし」と書いてあったのです。僕のダイエット開始時の体脂肪率は34％。そう、僕のように太っている人は、低カロリーな食事をしていても「飢餓状態」になる心配は基本的に無かったのです。

もうこれはショックでした。そして、その体験から、チートデイを設けるのは体重を落としたいからではなく、定期的に好きなものが食べたいからだった自分の本音に気付いたのです。

この気持ちは、ダイエットをする人にとって、とても素直な気持ちでしょう。やはり好きなものを好きなだけ食べたいのです。そして、その行為に「チートデイ」というもっともらしい名前と根拠がついたら、ついついやってみたくなるのです。

だからこそ、チートデイは「食べたいものを食べて、欲求を満たす日」として存在させるのが良いと思います。僕の実体験から言うと、チートデイは無くても痩せられるし、入れれば入れるだけ減量期間が延びます（シンプルに体重が増えるから痩せるまでに時間がかかるようになる）。

それでも良いと、それでも良いからとにかく好きなものを食べる日がどうしても欲しいんだ、**理論的に後退するとは知っていても気持ちを満たしたい**んだと、そう思って好きなものを食べる日を作る。これは大いに結構だと思います。

僕も期間中、大好きなラーメンを3回ほど食べました。それはそれはおいしかったです。ただ、ここで大事なのは「この行為はダイエットを後退させる行為だ」と自覚することです。ダイエットでは脂質や糖質を制限して、カロリーを低くするのが良いと僕は認識していました。その逆の行動をしておいて「停滞期を打破するための良い行動」と考えようとすると、おかしなことが起きてしまうのです。

ダイエットは理論的であれば、太ろうが痩せようが納得がいきます。理論からはずれた謎の行動や認識をとると、整合性がとれなくなって、気持ちが折れてしまうのです。

だから「チートデイ」は、「低カロリーな食事を続けることができない意志の弱い自分が、おいしいものが食べたいという欲求に負けて食べた日」だと思えば良いのです。僕はそういう日が何回かありましたが、そのたび太って、よし理論通りと思って、翌日からまた痩せていき、48kg落としました。だから、そういう日があっても大丈夫なのです。

ただ、こういう日は本当にイレギュラーだと思ってください。毎日ちゃんとお風呂に入っている人が、半年に1回、すごく疲れて帰ってきた日に、たまたまお風呂に入らないで寝落ちしてしまった。そのくらいの認識でいるとちょうど良いと思います。

○糖質を好きなだけ摂ってもいいリフィードデイ

そんな中、おすすめな方法があります。それは「リフィードデイ」です。

こちらは「チートデイに似たもの」もしくは「チートデイの一種」と考えられている概念なのですが、簡単に言うと「糖質をたくさん摂る日」です。

これは特に脂質制限中に有効な方法で、たんぱく質はいつも通り多めに、脂質はいつも通り少なめにして、糖質を摂る量を上げるのです。主食のお米やそばなどをいつもよりたくさん食べて良い日という感覚になります。

狙いとしては、カロリーを多く摂ることで代謝が戻り、体重が再び減少し始めるというものです。ただ、過去の実験では、ダイエット中にハイカロリーの日を数日設けても基礎代謝はわずかにしか上がらなかったという結果も出ています。ですので、科学的根拠はそこまでしっかりあるものではないといえます。

それでも僕がこのリフィードデイをおすすめするのには理由があります。

まず1つ目はチートデイと同じですが「精神的な解放感があるから」。食を我慢しているのに体重が減らないつらい停滞期に、このリフィードデイの存在はありがたいです。

そして2つ目は「チートデイよりも体重の増加が少ないから」。こちらの理由がとても大きいといえるでしょう。

僕はダイエット期間中、**特に終盤のつらい時期に、1週間に一度くらいのペースでリフィードデイを設けていました。**その日は糖質をたくさん摂取するのですが、翌日体重が大きく増えることはありませんでした。場合によっては、体重が減っているなんてことも。

1日の体重の増減は「水分と便」の影響が大きいとお伝えした通りなので、「リフィードをしたから痩せた」と安直に結論付けられないのですが、チートデイは2kgくらい太ったのに対し、リフィードデイは体重にさほど影響を与えずに過ごせたのです。

もし体重が停滞してつらいという時には、取り入れてみても良い方法だと思います。ただし、他の項目に比べて、確実に痩せられるという保証があるものではないので、自分の精神状態、停滞の具合などをよく見て判断を下して欲しいと思います。

まとめ

- カロリーになるのは三大栄養素P（たんぱく質）F（脂質）C（糖質）だけ
- 食べずに痩せると、太りやすい身体になってしまう
- ダイエット前半は糖質制限、後半は脂質制限がおすすめ

第4章

クイズ王式ダイエット
実践編 〜消費〜

運動が苦手な
僕が見つけた
カロリー消費のコツ

運動しなくてもカロリーは消費できる

第3章まで読み進めてくださった皆様、ありがとうございました。

正直申しまして、この第3章までを完璧に理解し、実践するだけで、ある程度のダイエット効果は見込めてしまいます。それほど「食べるもののコントロール」がダイエットにおいて大切なのです。

それなのに、多くのダイエットを志す人は「運動が苦手だから私には無理〜」と、最初に「運動」のことを考えてしまうのです。かくいう僕も前述の通り、今までは痩せようと思ったら、思い立った初日からジョギングとかをしていたわけですから、いかに無知だったかがわかりますね。

ただ、無知である自分を責める必要はないのです。むしろそれだけやる気を出した自分を褒めてあげましょう。そしてあなたはこれから知識を得て、正しい「消費」について学びます。やる気と知識が結び付けば、必ず結果が出るのです。安心してくださいね。

この章ではもちろん運動についても語るのですが、怖がらなくて大丈夫。**「根っから文化系の運動嫌いのオジサンでも痩せられて、まったくリバウンドしていないダイエット」**というのが本書の売りなのですから、「毎日たくさん走りましょう！」とかいう結論にはならないわけですね。さあ、それでは毎日たくさん走らないのに、どうやってカロリーを「消費」していくのか、詳細を見ていきましょう。

○最小限の努力で代謝を最大限上げる！　最も効率的な方法とは

「代謝が良い」「代謝が悪い」という言葉をよく聞きますよね。「私は代謝が悪いから痩せないんだ～」という風に、痩せるかどうかの指標として「代謝」という言葉が引き合いに出されたりします。

「代謝」とは簡単に言うと「生命維持に必要なエネルギーなどを生み出すために体内で起きる化学反応」です。まだちょっと難しいですね。専門的な部分をすっ飛ばしてもっと簡単に言うと、「食べ物を食べて、それをエネルギーに変えること」だと捉えて問題はないでしょう。

つまり**代謝が上がれば、食べたもののカロリーを、きちんとエネルギーとして消費してくれる**という意味になります。

ちなみに「代謝」は英語（形容詞）で何というかご存じですか？

実は「metabolic（メタボリック）」といいます。そう、太っている人のことを「メタボ、メタボ」と呼んでいた、この「メタボリック」こそ「代謝」という意味の英単語だったのです。

通称メタボと呼ばれる「メタボリックシンドローム」は、日本語では「代謝症候群」と呼ばれる、肥満、高血糖《こうけっとう》、高血圧、脂質異常症などの身体の異常を表す言葉です。それだけ肥満と代謝は密接な関係にあると言えますね。

そんなダイエットの概念として欠かせない「代謝」は、以下の3つの種類と割合に分けられます。

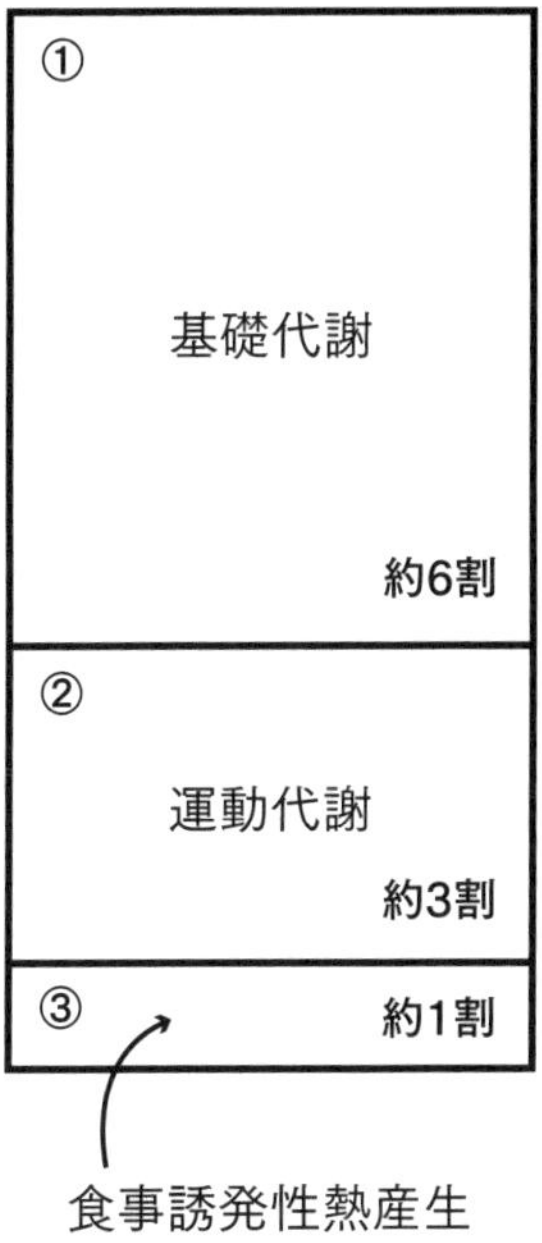

一番わかりやすいのは、「②運動代謝」。これは運動することで起こる代謝のことです。

「えーっ！　運動すればカロリーを消費すると思っていたのに、運動代謝は全体の3割しかないの!?」と思われたあなた。そうなんです。僕もこの事実を知った時には驚きました。

痩せるには運動を頑張るのが近道だと思っていたからです。

「名前の長い『③食事誘発性熱産生《しょくじゆうはっせいねつさんせい》』というのは何か専門的すぎてよくわからないけれど、約6割と書いてある『①基礎代謝』がどうやら大事そう」と思われた方も多いかと思います。

そう、ダイエットにおける「消費」の項目で最も取り上げるべきは、この「基礎代謝」なのです！

○すごいぞ基礎代謝

それでは、この「基礎代謝」というものが何なのかについてご説明しましょう。

基礎代謝というのは、人間が寝たきりの生活をしていても行われる代謝です。

別の言い方をすれば、人間の1日の消費カロリーは基本的に6割が「何もしていない時」に消費されているということになります。人間の生命維持には、それだけのエネルギーが必要なのですね。呼吸をしたり、心臓が動いたり、無意識のうちに僕たちの身体はエネルギーを使って動いているのです。

6割もの高い割合を占めるこの「基礎代謝」を高められれば、3割しかない運動代謝を上げるよりも、効果的な感じがしますよね。実際、あらゆるダイエット指導者の方々が、この基礎代謝の大切さを語っています。

そもそも、人間の代謝は男性なら18歳、女性なら15歳をピークに落ちてくると言われています。「昔はどれだけ食べても太らなかったのに、中年になったらどんどんお腹が出てきた」と嘆いているおじ様方を見たことはありませんか？　これはまさに、代謝が落ちてきたことによる中年太りが原因と考えられます。

本書を読まれている皆様のうち、19歳以上の方は、今後この「年齢とともに低下する代謝」に抗いながらダイエットを進めていかなければなりません。そのためにまず着目するべきなのが、この基礎代謝なのです。

「筋肉をつけて代謝を上げよう」は本当なのか？

今まで一度でもダイエットに興味を持った方なら「筋肉をつけて代謝を上げよう」というワードを聞いたことがあるでしょう。この言葉はスポーツジムの勧誘などでもよく使われる言葉ですし、これこそが代謝を上げる最高の方法だと心から信じている人もまだまだたくさんいます。

しかし、この言葉は半分本当、半分怪しいというのが正しい認識だと僕は思っています。

というのも、**筋肉は人間の基礎代謝に占める割合のランキングで「第3位」だから**です。

筋肉が人間の基礎代謝に占める割合は「18％」。実はそんなに多くないんですね。もちろん、筋肉をつければ代謝が上がるということ自体は間違いのない事実なのですが、それだけでガクンと体重が減る訳ではありません。筋肉が1kg増えた時にアップする消費カロリーは13kcalです。これはコンビニのおにぎりを小さく一口食べただけでふいになってしまうカロリーなのです！　何か期待していたのと違くないですか？

しかも、この「筋肉を1kg増やす」という行為は、並大抵の努力ではできません。僕はダイエット成功後、筋トレに励み「ムキムキになりたい！」と張り切っているのですが、1ヶ月で1kg増やすのが精いっぱい。筋肉が増えやすい初心者でも1年で10kg増やせれば最高というような世界です。

つまり、「筋肉を増やして消費カロリーをアップさせる」という意味でのダイエット効果はあまり期待できず、効率も悪いといえます（でも、筋肉が多く体脂肪率の少ない身体は見た目が良く、より痩せて見えるので、筋トレ自体はとってもおすすめです）。

さて、頼みの筋肉がこのような現状であるとわかった以上、期待するのは基礎代謝ランキングの上位に残されたあと2つですね。

さあ、期待の第2位の発表です。第2位は……（ドコドコドコドコドコドコドコドコドコドン！）「脳」です！　その割合は「19％」！　あまり筋肉と変わらないですね。

脳が消費カロリーに占める割合が高いというのは、意外に思われた方も多いかと思います。でも頭を使った後に、糖分が欲しくなったりした経験を考えれば、納得いく方もいるのではないでしょうか。

さあ、それでは第1位の発表です。第1位は……（ドコドコドコドコドコドコドコドコドン！）「肝臓」です！　えっ、肝臓！　今まで生きてきて、肝臓に注目したことなんてなかったよ！　僕も最初に知った時には、そんな感想を持ちました。しかしてその割合は何と驚異の「27％」！　断然トップの基礎代謝界のエース、それが「肝臓」なのです！

新ワード「肝活」！痩せたければ肝臓を鍛えなさい

　ということで、「筋肉をつけて代謝を上げよう」の上位互換《じょういごかん》的な標語として「肝臓を元気にして代謝を上げよう」というものがここに誕生したわけです。

　では果たして、何をすれば肝臓を元気にできるのでしょうか。それには第3章の「摂取」との深い関係性があったのです。

①暴飲暴食をしない

　肝臓と聞いてまず思いつくのは「お酒」ではないでしょうか。「お酒を飲みすぎると肝臓に悪いよ」というフレーズは誰しも聞いたことがありますよね。まさに、アルコールを代謝するのは肝臓の役目です。そして肝臓には「アルコール代謝を優先して行う」という性質があります。ですから、アルコールを摂取すると、他のものに先んじてアルコールが代謝されてしまい、**27%を誇る肝臓の偉大なる代謝能力を使ってしまうのです。**代謝されなかったカロリーは当然エネルギーとならず、体内に脂肪として蓄えられます。こうして、基礎代謝のエース・肝臓の働きを失った我々の身体は、ぶくぶくと太っていくのです……。

こう書くと、いかにもお酒が悪者のように聞こえてしまっていけないですね。ただ、アルコールを摂取した場合に体内で起こっている状況は、まさに今言った通りの内容になります。だから、お酒を飲む場合にはそういう状況が自分の体内で起こるんだと覚悟して飲む方が良いです。

僕はこの仕組みを知ってから、大好きなお酒を一滴も飲まなくなりました。昔はメガウーロンハイという1リットルジョッキに入ったウーロンハイを一晩で5~6杯飲むような飲み会を週1くらいで開催していたのですが、ダイエットへの影響を考えると、どう好意的に解釈しても飲まないに越したことはない。そこで「大好きなお肉の脂身を食べない」「苦手だった運動をする」と同じように「大好きだったお酒を飲まない」という生活を始めたのです。

ただ、断酒が必須かと言うとそうでもありません。お笑いユニット「超新塾」のコアラ小嵐さんはボディビル大会で優勝するほどの実力を誇る選手なのですが、お酒が大好きな方で、激しいトレーニングをしながらも飲酒を楽しんでいます。「飲酒をするとダイエットしづらい」という事実はありますが、**適量飲んで他の部分を頑張る**という方法もあるにはあるという例ですね。

ここで大事なのはタイトルにも書いた通り「暴飲暴食をしない」ことです。食事は腹八分目くらいに済ませる。お酒がどうしても我慢できないなら、かつての僕のようにガブガブと飲むのではなく、ほろ酔い程度で終わらせる。何事も節度を持って臨むこと、その姿勢こそが、ダイエットをする上で大事です。僕はその節度がなくて太っていました。皆さんはどうですか？

自分を変える覚悟、向き合う作業がダイエットには必須です。僕の場合、一度慣れてしまえばその後はめちゃくちゃつらい訳ではありませんでした。つらいのは、最初にやると決断することと、習慣になるまで続けること。でも、肝臓が大事だとわかった今、闇雲に食べ物を制限するよりは、理論的に納得して自分の生活を見直すほうが、皆さんも取り組みやすいのではないでしょうか。

②「食べないで痩せる」は大きな間違い

さて、ちょっと厳しい感じを出した①でしたが、②では一転、カロリーを摂れと言っています。何だよ！　どっちだよ！　という声が聞こえてきそうですが、ここらへんをしっかり区別して理解できるようになると、ダイエットはスイスイと進むようになります。

ダイエットを行う際の間違いとして陥りやすいのは「とにかく摂取カロリーを抑えようとする」こと。ダイエットの大原則である「消費∨摂取」に基づけば、食べなければ食べないだけ痩せていきそうなものですよね。実際、痩せられます。しかし、そうすると代謝も大きく落ちていくのです。

ダイエットの過程でどうしても起きてしまうデメリットとして「代謝が落ちる」「筋肉が落ちる」があります。この2つはどうにも止められません。だから、できる限り落ちないようにしながらダイエットをするのが大切です。

ダイエットも終盤になると、とにかく低カロリーに抑えても体重が減らなくなってきます。その原因の一つに「代謝が落ちている」ことがあげられます。特に度重なるダイエットとリバウンドを繰り返してきた人の代謝はかなり落ちている可能性があるので、そういう場合には代謝のリセットが必要と言われています。

そんなリセット方法として効果的なのが「しっかりとカロリーを摂る」なのです。基本的にダイエット中でも、摂取カロリーが基礎代謝を下回るのは良くないとされています。基礎代謝分のカロリーはしっかり確保した上で、「摂取」の項目で触れた内容に注意して、カロリーやPFCバランスをコントロールしていくのが基本となります。

基礎代謝はインターネットで自分の基本データを入力すると求められるサイトがたくさ

んあるので、是非調べてみてください。前述のアプリ「あすけん」でも算出できます（おおまかに「体重×20～25kcal」程度になることが多いはずです）。

それを上回るように摂取カロリーを決めていくわけです。この時重要となるのは、あなたの生活スタイルの中で、後に紹介する「運動代謝」がどれだけ行われているか。あくまで目安ですが、お仕事がデスクワークなどの軽作業の方は「体重×25～30kcal」、立ち仕事などの中くらいの作業の方は「体重×30～35kcal」、肉体労働などの重作業の方は「体重×35kcal以上」と、日常生活の過ごし方で摂取カロリーを変えていきます。これは本当に一般化されたおおまかな目安なので、その人に合った摂取カロリーは「あすけん」で細かく指示してもらうのがおすすめです。

カロリーを減らしすぎずに、代謝を落とさない工夫を頑張りましょう。特に代謝が落ち込んでいるのを感じた場合は、その時の摂取カロリーよりも少し多めの食事をしっかり三食摂って、多少体重が増えたとしても代謝をリセットするという考え方も大事になってきます（しかし、明確に代謝がリセットされたかどうかを知る術はないので、あくまで困った場合の手段の一つくらいに考えておいた方が気持ちが楽かもしれません。前章でご紹介した「リフィードデイ」もこの理論の上に成り立っている考え方です）。

③内臓を休ませるための空腹時間を作る

空腹な時間を作ると、内臓を休ませられるという考え方です。食事をしっかり摂りつつ腹八分目に抑えて、食事の前のタイミングで空腹を迎えているというのが理想とされます。ですので、間食は基本的にしない方が良いということになりますね。

ただ、この考え方は**「内臓を休める」という意味では有効なのですが、「筋肉を落とさない」という点ではマイナスの効果がある**可能性があります。人間は空腹状態になると体内からエネルギーを取り出すのですが、その時、脂肪はもちろん、筋肉も分解してしまいます。ですので「筋肉をつけたい！」という時には、常に胃に何かを入れておくのが良いとされています。まったく逆ですよね。皆さんの目的に合わせて、合う方を取り入れてみてくださいね。

基本的に重要なのは「内臓にダメージを与えない」ということです。食べすぎ、飲みすぎなどで過剰に内臓が働くとダメージが蓄積していきます。特に肝臓は「沈黙の臓器」と呼ばれているほど、異常が起きても自覚症状が出ない臓器です。普段からしっかり気を付けてケアする精神が必要になります。

④たんぱく質を摂る

たんぱく質は臓器や筋肉を作るのに欠かせない栄養素です。基礎代謝ランキング1位の肝臓や3位の筋肉はもちろん、4位の腎臓、5位の心臓もたんぱく質を中心に作られています。その栄養素をしっかり摂ろうという考え方です。

基本的に**たんぱく質の摂取量は「体重×1~2g」が良い**とされています。体重100kgの人は100~200gですね。規定以上の量を摂ると逆に肝臓などに負担をかけてしまうので注意が必要です。最初のうちは「体重×1g」から始めてみましょう。「体重×2g」は慣れるまではかなり摂取するのがきつい数値だったりします。

普段の食事だけでは目標値まで摂りきれないという方は「プロテインドリンク」を活用しましょう。プロテインは太るとか、ムキムキのマッチョになってしまうといったイメージを持つ人もいますが、科学的に考えてそれはありえません。何せプロテインはただのたんぱく質ですからね。ただ、今まで食べていた食事に単純にプラスしたりすれば、その分カロリーが増えて太るということはあります。カロリーを計算して、たんぱく源にしていきましょう。

マッチョになる説については、毎日のようにプロテインを飲んで筋トレをしてムキムキマッチョを目指している現在の僕でも思った通りのマッチョにはなっていないのですから、むしろそんなプロテインがあったら教えて欲しい〜！　といった状態です（笑）。

以上のことに気を付けて、肝臓を中心とした内臓全体を元気にして、代謝を向上させていきましょう！

二日酔いの薬「ヘパリーゼ」で代謝を上げる

肝臓の働きに注目した僕は、代謝が落ちてきたダイエットの終盤に、飛び道具的な方法を取り入れてさらにダイエットに拍車をかけようと試みました。それが「ヘパリーゼ」と「生姜粒」です。

「ヘパリーゼ」はゼリア新薬が販売している医薬品で、よく「二日酔いの薬」として認識されています。しかしその実態は「肝臓を元気にする薬」なのです。肝臓エキスなどの成分が配合されており、肝臓を元気にする、その結果アルコール代謝がうまくいって二日酔いにもなりにくいという仕組みです。だから薬と一緒に入っている効能書きには「滋養強壮・肉体疲労時の栄養補給」といった効果が書かれています。決してお酒を飲む人だけに向けられた薬品ではないわけです。

減量末期にこれを知った僕は、落ちてきた代謝を何とか上げようと、ヘパリーゼを服用してみることにしました。ヘパリーゼには液体タイプと錠剤タイプがあるのですが、僕は飲みやすさ、持ち運びやすさなどの観点から錠剤タイプを毎食後に服用していました。

僕は複数のダイエットを同時に行っていたため「ヘパリーゼを飲んだ被験者と飲まなかった被験者ではこれだけ差があった」という実験結果を出すことはできていません。しかし、**ヘパリーゼを服用することで最後までダイエットをやりきり、目標体重に到達できた**のは事実です。

同じく代謝アップの効果を期待して終盤に投入されたのが「生姜粒」です。こちらは僕に『リングフィット アドベンチャー』を薦めてくれた主治医からの意見をもとに導入したものです。

僕の主治医は、実は生姜が人体に与える影響について研究された先生でした。昔から生姜は人間の代謝を上げる、風邪の時は生姜を食べよう、などと言われてきましたが、果たして本当にそんな効果があるのかと疑問を持った先生は調査を開始。その時点での先行研究が無く、あくまで「民間伝承《でんしょう》」であったため、実際に人間に生姜を摂取させる実験を行うことにしたのです。その結果、**生姜を摂取した人々は代謝が向上したという結論が導き出されました。**

その話を聞いた僕は生姜を食べようと決意しました。しかし先生から告げられた言葉は「製氷機で作る氷、1キューブ分くらいの生姜を毎日食べないと効果はないよ」であったのです……。

最初は頑張って生姜を食べまくっていた僕ですが、その量を毎日は無理！　生姜農家でもおそらく無理！　という結論に至り、その代替案として「生姜粒」が導入されました。

この「生姜粒」は生姜を粉末にした「生姜粉」を粒状にまとめたもの。成分は生姜なので、天然のサプリメントみたいなものですね。それを通販で購入して、ヘパリーゼと同じく毎食後に飲んでいました。こちらについても、僕のダイエットのマイナス48㎏のうち、何kgがこの生姜によって減らされたのかはわかりません。しかし、代謝の低下により減らなくなっていた体重が最終的には減ったという事実があるので、僕としては効果あり、という印象が強いです。

さて、改めまして。僕の今回のダイエットを、ウェブ記事などで知ってくださった方の中には「超簡単！　クイズ王のヘパリーゼダイエット！」「あれを飲むだけで48kgの減量に成功！」みたいな触れ込みを目にした方もいらっしゃるかもしれません。これは僕の本意ではないことは、以前の項目でもお話しした通りです。「〇〇だけダイエットは基本存在しない！」というのが僕の主張ですからね。

どうしてこうなったのかというと、それだけこの方法がキャッチーだったからでしょう。僕のダイエットは48kgも痩せているのに、キモとなる理屈が「カロリーをコントロールしよう！」という地味なものなので、メディアとしても非常に扱いづらい。何か他の人と違う部分があるはずだと思うわけです。その中で「ダイエットには肝臓が重要で、二日酔いの薬だと思っていたヘパリーゼがそれに効く」という部分が印象的に感じられるのはむしろ当然かなとも思います。そしてそれを読んだ読者の方が「ヘパリーゼや生姜粒を飲むだけなら、自分でもできるかもしれない！」と、マネしやすい部分としてそこに着目するのも納得です。そういった効果から僕のダイエットは一部で「ヘパリーゼダイエット」と呼ばれるようになり、僕の元に届く声の半分が「私もヘパリーゼ買いました！」になったわけです。

この項目でお伝えした通り、ヘパリーゼには「肝臓を元気にする」、生姜粒には「代謝を上げる」という効果が確実に存在します。

そしてそれと同じように、それぞれがどれだけ人を痩せさせるのかはわからないです。「古川さんはダイエット期間中にどんなことをしましたか？」という質問への複数の答えの中で、意図せず特に大きく注目を集めた項目である「ヘパリーゼ」と「生姜粒」について、現在も愛飲している上で、誤解の無きよう警鐘《けいしょう》を鳴らす目的もありつつ本書でも取り上げました。

とはいえ、**僕の元には「ヘパリーゼと生姜粒を飲み始めただけで○kg痩せました!」という報告も複数届いています。**もちろん、そのすべての人の減量がこれらの摂取と因果関係にあるわけではないでしょうが、一定の効果は期待できるのではないかと思っています。

どちらも規定量を摂取していれば、中毒になったり依存症になったりするものではないとのことですので、減量末期の「必殺飛び道具」として、皆さんも頭の片隅に置いておいてみてくださいね。

16時間ファスティングの効能

先ほどの「基礎代謝」の項目で「空腹時間を作る」という話をしました。それにより内臓を休めて元気にするという仕組みのお話でしたね。

その効果を最大限発揮しようとする方法が、タイトルにある「16時間ファスティング」です。

ファスティングとは「断食」のこと（朝食を英語で「ブレックファスト」と言いますが、あれには「前日の夕食からの断食を破る」という意味があるんですね）。

つまり16時間ファスティングとは「1日24時間のうち16時間何も食べない」という意味です。逆に言うと**1日の中で食事して良い時間を8時間に絞る**ということになります。この部分をとって「8時間ダイエット」という名前で聞いたことがある方もいるかもしれませんね。

○ノーベル賞級の威力！　オートファジー

16時間の空腹が続くと、人体の「オートファジー」という機能が活性化します。この機能、平たく言うと「細胞内のたんぱく質が新しく生まれ変わる」というもので、体調や肌の調子を整えたり、様々な病気の予防や若返りの効果が期待できたりするという説があります。すごく魅力的ですね。

いわゆる「たんぱく質のリサイクル」のようなこの仕組みは、断食をしなくても常に体内で行われているのですが、16時間の断食を行うとより顕著に行われます。このファスティングの「16時間」という数字の根拠はそこにあるのです。

「このオートファジーって理論、ちょっと怪しくない？」と思われた方もいるかもしれません。しかし、２０１６年に日本人の大隅良典教授がノーベル生理学・医学賞を受賞した際、その受賞理由となったのがこの「オートファジーの仕組みの解明」でした。オートファジーはノーベル賞受賞の研究対象にもなっていた、歴とした科学的根拠ある機能なのです。

○**実践方法**

16時間ファスティングは、1日だけ行う断食ではなく、ある程度の長い期間行うものです。ダイエット中に取り入れるならば、目標体重の到達まで継続する形が一番わかりやすいかと思います。僕も最後まで16時間ファスティングを守り続ける食生活を行ってきました。

最初は「そんなに断食できないよ〜！」と思いますが、断食16時間のうち8時間程度は睡眠時間にあたります。特にダイエット生活での睡眠はかなり重要なので、しっかり睡眠時間を取ると仮定すれば、起きている時間で断食するのは食事の前後4時間ずつ程度なのです。

あとは自分の生活に合わせて、食事時間の8時間を設定するだけです。

僕の場合は10：30〜18：30の8時間を食事時間としました。この間に三食を食べる生活を送っていたわけです。もちろん、仕事で夕方にご飯を食べられないという方は、12：00〜20：00とかでも問題ありません。自分の生活に合わせた方法でうまくタイムメイキングしていくことが重要となります。

断食をしている16時間の間に口にして良いものは、水やお茶といったカロリーの無い飲み物だけ。ブラックコーヒーやナッツなど一部例外を認めるケースもありますが、「水とお茶」と決めておくと、うまくいかなかった時に「例外による失敗」のケースを追わなくて済むので、こちらがおすすめです。

○期待できる効果

この「16時間ファスティング」に期待できる効果は主に3つです。

一つ目は「内臓を休める」。2つ目は「オートファジーの活性化」。そして3つ目は「カロリーコントロール」です。

なぜ断食によってカロリーがコントロールできるか。それは「食事時間が短いとそんなに食べられない」からです。長い時間をかけて三食食べる普段の生活は、次の食事までに時間が空いているので、都度お腹いっぱい食べても、次の食事もまた満腹まで食べられたりするものです（あれ、そうでもないですか？　僕はそうだったのですが……）。

しかし、この16時間ファスティングにおいては、前の食事と次の食事の間隔が狭いため、そもそも食事の量がそんなに多くは摂りにくいのです。よって、食べすぎによるカロリーオーバーが自然と防げるという効果があります。

また、8時間以内に三食食べるのがそもそもキツいという方は、二食でもかまいません。「ドカ食い」はダイエットに悪影響なので、二食でドカ食いするよりは、三食でほどほどに食べる方を僕はおすすめしますが、節度を持って食べられれば二食でも問題はありません。

ちなみによくある誤解なのですが、**「8時間の間は何を食べても良い」という考えは間違いです。**すべての理論の最上位にくるのはダイエットの大原則「消費＞摂取」です。この16時間ファスティングも、8時間以内に1日の消費カロリーを上回る食事を摂ってしまえば当然太ってしまいます。あくまでダイエット中であることは忘れずに、他の項目で学んだ知識にプラスしてこのファスティングを行うイメージで取り組みましょう。

○デメリット

「空腹時間を作る」の項目でも触れたのですが、断食などで空腹時間を作ることで筋肉の減少は起きやすくなります。ボディビルの選手の中には、睡眠途中で目を覚ましたらプロテインを飲んでから寝る選手がいるというほど、常に体内に必要な栄養を満たすのが鉄則となっています。

このファスティングは一生涯行うというよりは、明確に減量をするぞという意志のある時期に限定して、取り組むことをおすすめします。

運動が苦手な僕でもできた、代謝アップのポイント

さて、「基礎代謝」とその番外編にあたる「16時間ファスティング」についてお伝えしたところで、続いては2番目の代謝「運動代謝」についてお伝えしたいと思います。

と言いましても、この項目は非常に簡単です。「動いたらカロリーを消費する」。その一言に尽きます（笑）。

皆さんが、そしてかつての僕が「ダイエット」と聞いて真っ先に思い浮かべていたのが、このカロリーの消費の仕方ですよね。もちろん、運動はダイエットに効果的ですし、心肺機能を高めたり、健康な身体を作ったりするのにも役立ちます。せっかくの機会ですから、ダイエットも兼ねて運動習慣を身につけられるようにしたいところです。

○筋トレよりウォーキング

運動が苦手な僕が見つけたカロリー消費のコツ

「運動」と聞くと、学生の頃の「部活動」や会員制の「スポーツジム」を連想する人も多いでしょう。かくいう僕ももともとバスケットボール部だったこともあり、運動といえばあのつらい日々を指しているものだと思っていました。

しかし記録アプリ「あすけん」などで算出するに、日常生活で行う行動も十分「運動」としてカウントされるのです。室内で掃除機をかけるとか、駅前まで自転車でお買い物に出かけるとか、そういった活動も立派な「運動」です。ですから、1日何も運動をしていない人というのは滅多にいないわけです。

それ故、スポーツが苦手、トレーニングが苦手という人でも、運動代謝を高められるのです。中でもおすすめなのが「ウォーキング」。器具もいらないし、つらさも無い、汗だくになることも無い。日常生活でも何かしら歩く機会はありますから、それを利用するのです。

僕もそうだったのですが、太っている時は「太っている人が必死に運動している」姿を見られるのが、案外恥ずかしかったりしますよね。そういう意味でも、最初に行う運動としてウォーキングはおすすめです。

消費カロリーもバカにならなくて、ウォーキングと腹筋運動を同じ時間行うと、消費カロリーはほぼ同じくらいになると計算されています。腹筋を連続で30分やるのはかなりキツいイメージですが、ウォーキング30分ならできそう、という方も多いのではないでしょうか。有酸素運動であるウォーキングは消費カロリーも大きく、脂肪燃焼に効果を発揮するのです（その分、腹筋では筋肉がつき、ウォーキングでは筋肉が痩せる傾向があるのですが、その悩みはある程度痩せてから考えても良いと思います）。

また、僕は幸いなことにケガというものを一切しないでベテランデブを卒業したのですが、１００kg超級の人間にとってヒザを中心としたケガはつきもの。負担の少ないウォーキングは、その点でも取り入れやすい運動といえるでしょう。

○心の名作『リングフィット アドベンチャー』

僕の10ヶ月のダイエットの期間で行った運動は「朝のウォーキング」と『リングフィット アドベンチャー』の2つだけでした。特に運動量が多かった『リングフィット アドベンチャー』は、皆さんにも是非おすすめしたいです。

シンプルなゲーム設計ながらやり込み要素もあり、キャラクターも自分も成長していくシステム、そして知らず知らずのうちに筋トレと有酸素運動をバランスよくやっているという種目設定が絶妙な一作です。

僕は本書冒頭の【はじめに】の中で、この作品を名作RPGと比較して「めちゃくちゃ面白いとは感じませんでした」と大変失礼な評を語りましたが、それは本当に最初の数回の感想です。2週間くらい続けたあたりから、このゲームの本質とも言うべき面白さを理解できるようになってきたのです。

その面白さとは、ずばり「三重の成長を感じられるところ」です。

まず、『リングフィット アドベンチャー』はRPGなので、ゲーム中で主人公がレベルアップするに従って攻撃力などのステータスが成長します。

さらに僕がゲームに慣れてくると、僕のプレイのスキル（キャラクターの動かし方やアイテムの使い方のコツなど）が成長します。ここまでは普通のRPGと一緒ですね。

しかし『リングフィット アドベンチャー』のすごいところは、さらなる成長、そう、ゲームが進むにつれて起こる「自分自身の成長」を実感できるところにあるのです！

例えば、「初日にきつかったスクワットが、1週間後には少し軽快にできた！」とか、「ステージを走るのがいつの間にか爽快に感じられるようになってきた！」とか、**ゲームの外の世界にいるリアルな自分が、痩せたり、体力がついたりすることで成長しているのを実感できる**のです。そうすると、ゲームも快適に攻略できるようになってきて、どんどん楽しくなっていきます。

この「三重の成長」が、このゲームの最大の魅力でした。重厚なストーリーや本格的なグラフィックが売りのゲームではありません。しかし、このゲームにはこれまでのどの名作RPGにも無い、「自分の成長」というリアルストーリー、リアルグラフィックが搭載されていたのです。

僕はこのゲームを1日1時間（ゲーム内ではなく、現実世界の1時間）行っていました。1時間というのは僕が勝手に決めた目安ですので、皆さんは自分に合った運動時間を決めてやってみてくださいね（「あすけん」で計算すれば自分に合った適切な運動時間が算出されます）。

ダイエットが進むにつれ、どんどん身体が軽くなって、プレイ自体が楽しくなってきます。僕はダイエット終盤の休日には、午前に1時間、午後に1時間プレイする「リングフィット狂」になっていました。皆さんも無理なく、楽しめる範囲で是非取り組んでみてくださいね。

風邪をひいていたり、身体の調子が悪かったりした時はお休みするのも大事です。ただし、元気になったらちゃんと再開すること。「やめてしまう」ことこそ、ダイエットで最も避けるべき事象なのです。

ダイエット失敗の隠れた原因は「睡眠不足」

最後に、見落とされがちな情報をお伝えして、「消費」の章を締めくくりたいと思います。

それは「睡眠は大事！」ということ。

ダイエットと睡眠の関係は、直接的にイメージしづらいかもしれません。しかし、実は重要な関係性があるのです。

ダイエットの目標は「成功すること」で、逆に怖いのは「失敗すること」ですよね。今までは「成功するため」の方法を説明してきましたが「失敗しないため」にはどうすれば良いでしょうか。

大概のダイエットの失敗は、先ほどもお伝えした通り「何かをやめてしまうこと」によって引き起こされます。

例えば、何か調子が出ない日があって運動をせずにそのままやめてしまった。ちょっとイライラした日があって暴食をして健康な食生活をやめてしまった。などなど。

こういったイレギュラーが起きた時に、ダイエットは失敗していきます。

このような「イレギュラー」を起こさないようにするのが、ダイエット失敗を防ぐ最も有効な対策となります。そのために重要になるのが「睡眠」なのです。

良い睡眠がとれていると、活動的で、気分も晴れやかになり、食欲が安定します。一方、睡眠不足だと精神が不安定になりがちで、判断力も落ち、身体を動かすことにも消極的になります。**暴飲暴食や運動への怠慢は、こういったコンディションの悪い日に起きがち**です。

質の良い睡眠をしっかりとれば、自律神経とホルモンのバランスが整えられ、失敗の要因となりうるイレギュラーを起こさないようにする効果が見込めます。

○睡眠の質＝ダイエットの質　気を付けるべき2つのポイント

それでは、どのようにしたら良い睡眠をとることができるのでしょうか。

一つは「朝散歩」です。

散歩（軽いウォーキング）自体が有酸素運動になるのはもちろん、人間が午前中の日差しを15分以上浴びると、脳内物質の「セロトニン」が分泌《ぶんぴつ》されるという部分が、この朝散歩の見逃せないメリットです。

セロトニンは「幸せホルモン」とも呼ばれ、分泌されるとその人に清々しい気持ちをもたらし、ストレス耐性をあげてくれます。ダイエットにストレスはつきものなので、こういった効果は嬉しいですね。

そして午前中にセロトニンが分泌されると、夜には「メラトニン」という別の脳内物質がよく分泌されるようになります。メラトニンは「睡眠ホルモン」とも呼ばれ、睡眠の質を向上させてくれる効果があります。

寝る前に気を付けるポイントとしては、食事を寝る3時間前に済ませることと、お風呂ではシャワーだけではなく湯舟につかること。この2つに気を付ければ、睡眠の質が高まるとされています。忙しい日々の中で時間をやりくりするのが難しい方もいると思いますが、**「できる時にはやる」という精神で、できない日があっても「やめない」ことが大事です。**

僕は基本的にシャワーしか浴びない生活をしていましたが、ダイエットを始めてからほぼ湯舟につかる生活に変わりました。今までは「のんびりお風呂につかる時間なんて無いほど忙しい」と思っていたのですが、今ではお風呂の中でメールの返信をするなどして、うまく時間を生み出しては温かい湯舟を堪能《たんのう》しています。場合によっては、バスタブの中から大事な商談の電話をすることもあるほどです（これは秘密にしてくださいね・笑）。

仕事も大事ですが、それと同じくらい、皆さんの健康は大事なんですよ。不健康になった途端、今の仕事ができなくなるかもしれません。だから、自分の時間はしっかり自分で守るのです。睡眠の質を上げ、睡眠時間を確保することは、結果的に仕事の効率の向上につながります。

嫌なことがあった時こそ、よく寝て、すっきり目覚めて、朝に散歩をして、健康な朝食を食べて、新たな気持ちで新しい1日をスタートさせましょう。

まとめ

- ◎運動より大事なのは「基礎代謝」を上げること
- ◎肝臓を元気にすれば代謝が上がり痩せる
- ◎ダイエットの失敗を防ぐのは「いい睡眠」

第5章

デブが痩せたらどうなるのか　ダイエットのその後

「変わってはいけない」の呪縛

家の体重計が64kgを指した朝、僕は家を飛び出して街へ繰り出しました。

僕が最初に向かったのは、行きつけの美容院。そこで髪をオレンジ色に染めました。

その後、眼科に向かって診察を受け、コンタクトレンズを購入。

そしてそのまま洋服店を数店はしごして、新しい服をたくさん買いました。

最後に、当日の予約がとれた写真スタジオに行き、オレンジ髪、コンタクト、新しい服で写真を撮影しました。

今思うと、この日の僕の行動力は、ものすごいものがありましたね。

なぜ僕は、こんな行動をしたのでしょうか。

ダイエット前、112kgあった当時の僕は不思議な夢を見ました。

それは僕が街で自転車を走らせている夢だったのですが、**ショウウィンドウに映っ**

た僕の髪色が何とオレンジ色だったのです。元々髪の毛をオレンジ色に染めたい願望など持ったこともなく、他人からそんな話を聞いたわけでもないのに、なぜそうなっていたのかはまったく不明でした。

そのまま僕は目が覚めました。

「変な夢だったなぁ」

と思いました。でもその次の瞬間に、

「いいなぁ」

とも思いました。この気持ちはすごく印象的で、今でもよく覚えています。

どうやら僕は、長年過ごすうちに、いつの間にか「自分は変わってはいけない」と思うようになっていたようなのです。

太っているのが当たり前で、一生メガネをかけ続けて、オシャレをすることもない。

「変われない」だけでなく、なぜか「変わってはいけない」と思っていました。　理由は一言では言い表せません。そうする資格が無いと思ったのかもしれませんし、そもそも思いつきもしなかったのかもしれません。ただ、本書の読者の皆さんの中には、この気持ち、理解してくださる方もいらっしゃるんじゃないかと思っています。

長年太っている人として生きてきた僕は、あらゆることを知らず知らずのうちに諦めていました。その考え方は見た目だけでなく、僕の考え方や性格までを侵食し、やがて行動や生活にも表れていたと思っています。

夢の中で、オレンジ色の髪の毛をした自分をショウウィンドウ越しに見て、僕は「いいなぁ」と思いました。自由な選択をしている世界の自分を、僕はハッキリとうらやましいと思った。夢じゃなかったら良かったのに、それは一晩だけの夢でした。

その後、少しして僕はダイエットを始めたのです。最初のうちは夢中で毎日を過ごしていましたが、ゴールが近づくにつれて「目標達成をしたら何をしようか」と考えるようになりました。初めのうちは「おいしいものでも食べてやろうか。こってりラーメンからの焼き肉なんて良いな！」などと思っていたのですが、実際に達成した瞬間に僕がとった行動はまったく違っていました。

髪を染め、高校時代からかけていたメガネをはずし、新しい服を着て写真を撮る。夢の中で見た「自由な自分」になることが、僕が選んだ行動だったのです。

本書の売りの一つに「クイズ王のロジカルなダイエット法！」みたいなものがあると思うのですが、**この日の僕は昨今まれに見る「ロジカルじゃ無さ」を発揮し、自分の思うがままに行動しました。**本当に珍しい行動だったと思います。きっと、自分の中で「体重を減らす機会」としてやっていたダイエットが、いつしか「自分を変える機会」という認識に変わっていっていたのだと思います。

変化をすれば、誰かに嫌がられる。そんな気がしていました。太っている人がオシャレをしたら、調子に乗っていると思われるかもしれない。そもそも似合っていないとバカにされるかもしれない。そういう考えが、三枚目のポジションで生き続けたベテランデブの僕の頭にはいつも存在していたんだと思います。

僕はこの日スタジオで撮影した写真を、Twitterに投稿することにしました。オレンジの髪を見て、絶対に「似合ってない」と言う人がいるだろうと思いましたし、「メガネが無いのは違和感ある」と言う人も絶対にいると確信していました。ただ、そういう声に怯えて、自分のしたいようにせず生きてきた人生が変わるタイミングは、今日この日をおいて他にないと、僕は思ったのです。

投稿後。予想通り、「オレンジの髪は似合ってない！」「メガネがないと違和感がある！」といった声がたくさん届きました。そして、それらの意見の比ではないくらい多く、「オレンジの髪、似合ってる！」「コンタクトにしたんですね、素敵です！」という意見が、そして「目標達成おめでとうございます！」というお祝いのコメントが、僕の元に寄せられました。

変わってみたら、こういうことが起きるんだ。僕は祝福されて嬉しい気持ちとともに、色々なことがわかった気がして、「なるほどなぁ」と思いました。

元デブの僕だから伝えたいこと

僕は本書を執筆するにあたって、「元デブにしか書けない部分のある本にしたい」と思っていました。**太っている人の気持ちは、太っている人が一番わかります。**だから、最初からスポーツ万能でスタイル抜群だった人にはわからない、僕だからこそわかる気持ちを、本書に込めたいと思っていたのです。

そして、そんな太っていた人独自の視点は、ここまでの章でもある程度ご紹介できたと思っています。もし、現在太っているという自覚のもと本書をお読みになられた皆様に、少しでも共感して頂ける部分があったならば幸いです。

その上で、僕には最後にどうしても書いておきたいことがあります。それは、

「デブが痩せたらどうなるのか」

です。この章では、実録として、**デブが痩せた結果、どういう反応が来て、自分はどう考えるようになり、その後の人生がどうなったのか**をお伝えしたいと思います。

まず、わかりやすい反応としてお伝えしたいのは「褒められる」ということ。まあ、とにかくめちゃくちゃ褒めて頂きました。これは本当に嬉しかったです。

世の中には優しい人がたくさんいて、僕が頑張って目標を達成したのを、我がことのように喜んでくれる例がたくさんありました。体重が減少したという事実だけでなく、そこ

まで頑張った気持ちや、成功させるまでのロジックなどを褒めてくれる人もいました。

僕は誰かのために痩せたわけではないし、みんなに利益をもたらしたわけでもないのに、こんなにたくさんの人に祝福してもらえるなんて、なんて幸せなんだ、ととても嬉しくなりました。

皆さんも目標を達成した時に、きっとそれを喜んでくれる人がいるでしょう。これは本当に嬉しい出来事です。

反面、悪い意見も届きます。「えっ、誰にも迷惑をかけずに一人でダイエットして、さらに成功させたのに悪く言われるの？　なんで!?」と思った方もいるかもしれません。しかし、人間は「変化」が起きると、それに様々な感情を持つものなのです。

一番多かった意見が「太っていた頃の方が良かった」です。個人の意見なのでこのように思うのは自由なのですが、「痩せました！　やったー！」と言っている人にこれを言うのは、なかなかすごいなと思います（笑）。しかし、実際にはこの意見は１００人以上に言われました。結局終盤にはだいぶ慣れてはいきましたが、正直ちょっとだけ「なんだよー」とは思いましたね（笑）。

そして、それと同じくらい言われたのは「不良と一緒じゃないか」です。

これだけだと、意味がわからないですよね。でも、これは一人だけではなく、本当にたくさんの人から言われました。みんながみんな「不良」という言葉を使っていたのが印象的で、よく覚えています。果たして、どういう意味なのでしょうか？

「デブ=不良」の図式が世間に登場したのは、僕のダイエット成功を伝えるインタビュー記事がネットニュースで取り上げられた頃でした。

曰く、「この記事に載っているクイズ作家は、自分の怠慢で太っていたのを、普通の体型に戻しただけじゃないか。不良が更生したら褒められて、ずっと真面目に生きてた人が褒められないのと同じで、実におかしい」というもの。

僕はこの理論を見て「なるほど、一理ある」と思いました。というのも、ずっと健康体をキープして、太った経験が無い人は、リスペクトされるべきと僕の中でも強く感じるからです。

標準体型になってみて初めてわかる、普段から体型維持できている人たちの生活の安定ぶり。それはとてつもない努力の上に成り立っているものなのだと、身に染みて感じました。だから、僕は標準体型の人に痩せたことを褒められるたびに「いや、あなたが普段どれだけ大変な思いをしていたのかが、ようやくわかりました」と返すのが定番となっていました。今でも心から、そう思います。

その部分がこの論の理解できる「一理」です。しかし、すべて納得というわけではありません。なぜなら、「デブ」は「不良」じゃないからです。

今回のケースで使われている「不良」とは「非行に走り他人に迷惑をかけている人」という意味でしょう。そうすると僕たちデブは、不良ほど悪いことをしたのでしょうか。否、デブと不良には明確な差があると思います。

もちろん、太っている人は汗臭くて迷惑をかけているとか、見た目がキモくて迷惑をかけているとか、そういう主張をする人もいるでしょうし、それについてはゴメン、という気持ちも少なからずあります。ただ、社会のルールに反したり、誰かを傷つけようとしたりする意図は、デブにはありません。ただただ、人より自己管理ができずに、見た目が悪い存在なだけです。

だから、「不良の更生」にたとえたこの例は、あまり的を射たものではないと思っています。「太っていた人が痩せてニュースになっている」その事実が気に食わなかった人も多かったのかもしれません。

とはいえ、実際この発言をしている人が、本当に健康を維持できている人なのかは甚だ疑問です。自分がちゃんと健康な身体を維持できているのであれば、元々不摂生だった人が健康グループに入ってきたニュースを見ても、余裕を持って迎え入れてくれそうなものですよね。案外、健康には興味ないけど、文句を言いたいだけの人たちからの意見だったのかもしれないなと、今は思っています。

バカにされているのは太っているせいではなかった

「なんだよー、せっかく痩せても悪口言われるのかよ〜」

と思った皆さん、もう少しお待ちください。最終的に僕が出した結論は、そんなに悪いものではありません。しかし**「デブが痩せたらどうなるのか」、そのリアルを、綺麗事だけでまとめずに、すべてお伝えしたい**と僕は思いました。なのでもう一点、僕が大発見した事実をお伝えします。

僕はこの20年、見た目をとにかくバカにされてきました。テレビなどのメディアに出させて頂く仕事なので、そういう意見は人一倍届きやすかったと思います。前述の通り、いつしか自分でもそれを受け入れ、ネタにするようになっていきました。

そしてそのたび、思っていたのです。「太っているからしょうがない」と。

太っている人には人権は無く、バカにされて当然である。逆に言うと、太ってさえいなければこんなにバカにされなかったんだろう、とも思っていました。

僕はどちらかというと頭が回り、口も達者な方なので、誰かと言い争いになってもあまり負けません。だから「論で勝つ」ことがよくあるのですが、論で勝てないと悟った相手が最後に「うるせぇデブ！」といって話が終わるということがよくありました。

さっきまで一緒に話していたのに「うるせぇ」っていうのはめちゃくちゃな話だし、デブであることは話をする前からわかっていたのに、終盤で急にそんなこと言わないでよ、とよく思ったものです。ただ、結局太っているという理由で何でも片付けられるのは、僕が太っているからだ、やっぱり僕が悪いんだよなぁとも思っていたのです。

さて、時は戻って2021年1月。痩せた僕の元にはたくさんの祝福のコメントとともに、こんなコメントも寄せられました。

「コンタクト似合ってない」
「歯並びを矯正《きょうせい》した方が良い」
「痩せてもブサイクで草ｗｗｗ」

どれもこれも見た目をディスる意見ですね。見た目が少しでも良くなればと思って頑張ってきたのに、何だかとても残念です。これらの意見にちゃんと耳を傾けると、コンタクトをやめてメガネに戻し、歯の矯正をして、ブサイクを治すために整形をしなければならなくなりました。厳しいなぁ〜、でも仕方ないか、次はそれを目指して頑張ろう……

いや、待て待て!!

まず「コンタクト似合ってない」って何!?　コンタクトしてる僕の顔は、何もしてないノーマルの僕の顔と一緒でしょ！　そもそもコンタクトは似合う似合わないというものじゃないのよ！

そう、この人が言いたいのは「コンタクトが似合わない」じゃなくて「メガネが似合う」なのです。本来なら褒めるべきはずの事実を、悪く伝えてしまっているのです。

2つ目の意見については同意できる点があります。僕は結構、歯並びが悪いんです。だから、今は歯の矯正をするのも良いよなと思っています。しかし、歯並びが悪いなんて、今まで一度も言われたことないんですよ。痩せてから初めて言われるようになりました。

つまり、今まであった**一番の欠点である「太っている」が無くなったら、次の欠点が指摘されるようになった**わけです。

3つ目についてはただの悪口なんですが、この人、ブサイクな人見て笑ってるって、笑いのハードル低くないですか!?　変顔とかしたら無限に笑う人なのかな。

いやいやそうではなく、「痩せた痩せたともてはやされているけれど、別にお前はかっこよくないよ」というのがこの人の発言の趣旨なわけです。別に僕の顔を見て本当に爆笑しているわけではなく、「僕はあなたを見た目でバカにしてます」ということが言いたかったのですね。

このように、僕の元に届いた残念な意見は、

①変化前に良いところがあったので、変化後をディスる
②太っていた時気にならなかった他の悪い点を新たに見つけてディスる
③ひとまず見た目をディスる

といったパターンに大別されていました。

これを俯瞰《ふかん》的に見て、僕はようやく気付いたのです。

「あ、自分はデブだから悪く言われていたわけではなかったんだ」と。

これは全世界の人に、僕の大発見として伝えたいです。

今、皆さんをデブだとバカにしているその人、あなたが痩せても違う理由でバカにしてきますよ！

そもそも、皆さん、背の低い人を見て「チビ！」ってバカにしますか？

コンタクトしてる人に「コンタクト似合ってない！」って言います？

言わないですよね。そう、基本的に、デブであろうがチビであろうが、普通の人は相手の見た目を悪く言わないというモラルが備わっているのです。

口論の最後に「うるせえチビ！」とか「うるせえコンタクト似合わな男！」とかいう奴は、そもそもやばい奴だということです。

そういうわけで、今あなたをデブだデブだと罵っている人は、そもそもおかしいんです。

僕は太っている自分がおかしいんだと思っていましたが、違いました。太っていなくても、そういう人は存在し続け、何かを言ってくるのです。きっとそういう人は、僕が整形をして佐藤健や城田優のようなイケメンになったとしても、違う悪口を言うのでしょう。

だから、**太っていることをバカにされて「仕方ない」と思うのはやめましょう。**

「太っている自分が悪い」という理屈は基本的に存在しません。

悪いとしたら、自分の身体を大事にしていない点が悪い程度です。

だから、過剰に自己卑下する必要はありません。

それと同時に、「痩せれば自分をバカにしていた奴らを黙らせることができる！」と過剰に期待するのもまた違うのです。

太っている自分に対して「自分が」どう思っているのか。変わりたいと思うかどうか。

そこをよく考えるのが、とても大事になります。

他人を変えるのは不可能でも、自分は変えられます。

苦しい思いをしてきた人も、自分が成長することで未来を変えていくことができるのです。

「やる気くじき」に負けるな

もう一つ、僕が痩せる上で改めて理解したことをお伝えします。

僕がダイエットを始めたという話を聞いて、何人もの人が「無理だろう」と言いました。

目標を達成した後には「すぐリバウンドするだろう」とも言われました。

これって、誰も得しない発言ですよね。

そうなんです、こういう、誰のためにもならない発言をする人が、実際多く存在するのです。僕はこういう言動を「やる気くじき」と呼んでいます。人間の中には、周囲の人が頑張ったり、成長したり、売れたり、お金持ちになったりする変化を嫌がる人がいます。自分だけが取り残されるような気持ちになるからです。だから、いつまでもダメなままでいて欲しくて、相手のやる気を「くじく」のです。

皆さんの周りにも、今までダイエットを志すたびに「無理だ」と謎の未来予想をしてくる友人はいませんでしたか？

その人は、あなたの成功を恐れて足を引っ張っていたにすぎなかったのです。こういう人は、とても仲の良い友人の中にも普通に存在します。

この時、あなたが頑張るべきなのは「周りの人にやる気を削がれたからダイエットに失敗した」と言い訳をしないことです。ダイエットをする上では必ず、このようにあなたのダイエットが失敗すると予想する人が現れます。「少しくらい良いんじゃないの」と謎の理論で高カロリーな食べ物を薦めて来る敵キャラも登場します。こういう人は、このダイエットというゲームに必ず出現するようにプログラミングされたキャラクターのようなもので、**あなたの人生にだけ特別に存在しているものではありません。**

だから、その敵キャラクターたちの存在が、あなたのダイエットの失敗理由にはならないのです。

ダイエットは、それらの放つ戯言《ざれごと》を無視するところまでセットでダイエットなのです。ダイエットの成功者たちは全員、それらを撃破《げきは》して、理想の体型を手に入れてきたのです。

理不尽だと思いますか？　そうですね、理不尽なのです。でも、僕がそういう敵キャラがいるから気を付けてね！　と事前に言っておいたので、あなたはもう大丈夫。絶対にやる気をくじかれないように、強い心で頑張りましょう。「こんなことが起こる」とわかっていれば、もしこういう人に出会っても驚かずにいられますし、何かのバグであなたのダイエットゲームにこれらの敵キャラが出てこなかったら、「ラッキー♪」と思ってのびのびと痩せていけば良いのです。

世界は突然広がった

ここまでは悪い例もお伝えしてきましたが、基本的に痩せた後に待っているのは「良いこと」が多いです。

その中でも僕が最も良かったと思ったことをお伝えします。

それは「世界が広がった」ことです。

これは本当に大げさな話でも何でもなくて、見える街の景色が変わるんです！　その仕組みをお伝えしますね。

太っている人って、色んなものを諦めているって言いましたよね。

僕もまったくその通りで、色んなものを諦めて生きていました。そうするとどうなるかというと、街の中に「自分とは関係ないゾーン」ができてしまうんです。

例えば洋服屋さん。僕は普通の洋服店ではサイズが合わないので、街にある洋服店のほとんどは無関係な存在でした。一生立ち寄る機会がないのはもちろん、ウィンドウショッピングもしないし、店名やお店の場所などを覚えることもありません。だって無関係ですからね。

そうすると、そのお店があるゾーンは、視界から無意識のうちに消えていきます。イメージでいうと、少し灰色がかって見えるとでもいいましょうか。たしかに存在しているのに、太っている僕の中では、存在していないのです。

それは街のスポーツジムや、健康系の食事を出す飲食店なども同様です。関心を持つ部分がどんどん削ぎ落とされ、街はどんどんモノクロになっていきました。

僕が景色の変化に気付いたのは、痩せてしばらくしてからでした。街に出て、何度も通った道を歩いている時に「あれ、こんなところにこんなお店あるんだ」という感覚を覚えたのです。その日はそういう、今まで意識してこなかったお店が、何軒も目に飛び込んできました。

そこでようやく気付いたのです。自分の視野が狭くなっていて、勝手に街を灰色に塗りつぶしていたこと。そして、**痩せたら、また目の前の世界が鮮やかな色彩を取り戻したことを。**

太っていた頃からそのお店はあったし、まして入店を拒否されていたわけでもありません。

たしかにその時、僕の世界は再び大きく広がったのです。

おわりに

日常ステージを走る

今日は雑誌の取材の日。今まで気にしてこなかったのですが、最近は眉毛のお手入れなどもするようになりました。オレンジの髪に黒い眉毛はちょっと浮くので、明るい色の眉マスカラをつけて出かけるのが定番です。

ただ、不慣れなうちは本当に手間取って、それが原因で遅刻しそうになることもしばしばでした。

でも、僕は遅刻しなかった。最寄り駅までの道のりを、軽快に走って間に合わせたのです。その時の足取りはまるで『リングフィット アドベンチャー』の世界を走るように。

ラスボスのドラゴのステージに比べれば、平坦な東京の道は走りやすく、春風の気持ち良い陽気に包まれながら、汗ひとつかかずにホームで電車を待つ僕がそこにはいました。

たった1年で、僕の生活は大きく変わりました。昔なら身だしなみも最低限で家を出て、最悪電車に間に合わなそうな時は迷わずタクシーに乗る日々でした。そんな日々は、もしかしたら、もう二度とこないのかもしれません。

太ったままでいるのも痩せるのも、決めるのは自分

僕は『古畑任三郎』というドラマシリーズが大好きでした。名俳優の田村正和さんが演じる刑事・古畑任三郎が犯人を追い詰めていく様子を描いた推理ドラマなのですが、そのトリックはもちろん、登場人物の人間ドラマが秀逸で、子供心に毎週楽しみにしていたのを覚えています。

その中でも、特に大好きなシーンがあります。

古畑さんにすべての真実を暴かれた犯人が、観念して自白をした後、拳銃で自殺をしようとするシーンです。

犯人は「すべてを失った、生きるのが耐え難い」と言い、引き金を引こうとします。それを聞いた古畑さんが、犯人に近寄りながら、こう言うのです。

「よろしいですか？　たとえ、たとえですね、明日死ぬとしても、やり直しちゃいけないって、誰が決めたんですか？」

その言葉に、犯人はきつく閉じていた目を開きます。

そして古畑さんは、もう一度聞くのです。

「誰が決めたんですか？」

僕は今回のダイエットを終え、健康な身体を手に入れて、「もっと若い頃に痩せておけば良かった〜」と思いました。もし学生時代にこの体型を手に入れていたら、予想以上のモテモテの人生を歩んでいたかもしれません。自分に自信がついて、色んなことがよりうまくいっていたかもしれません。それだけ、青春時代を太って過ごしていた過去を「もったいなかった」と感じました。

でも。よく言われる論法なのですが、「あなたの今後の人生の中で、最も若いのは今日である」という話は、まぎれもない真実です。今まで僕が、太った人として歩んだ人生は消えません。ただ、僕がその人生と決別をして、痩せた人になったタイミングは、遅かったわけではない。むしろ、**現時点で見れば最速だった**と考えられるのです。

オシャレを諦めていた。バカにされる自分を受け入れていた。

「変わってはいけないと、誰が決めたんですか？」

僕の中に今も燦然と生き続ける古畑任三郎が、迷っていた昔の僕に問いかけます。

「誰が決めたんですか？」

自分を変えられないと決めつけていたのは、誰でもない、自分自身だったのです。

ダイエットで手に入れた20年の時間

「8……9……10！　はぁ～キツい～!!」

両手でダンベルを握りしめながら、僕は思わずその場に座り込みました。ブルガリアンスクワット3セットは、特にキツいメニューです。

数ヶ月前に買ったベンチや可変式ダンベルは、今では自宅トレーニングには欠かせないアイテムになっていました。

64kgという目標を達成した後も僕はダイエット食癖が抜けきらず、体重はさらに減り、63kgまで落ちてしまいました。このままではイカンと一念発起して、僕は筋トレを始めたのです。

ダイエット開始当時、「ムキムキになりたい！」と思ってはいませんでした。

しかし、ダイエットを行う過程で、人間の身体はロジカルに作り上げられるということを知り、栄養の知識、運動の知識も豊富になりました。もともとのやり込み癖とマッチして、今ではより強く美しい身体を手に入れることが新たな目標になっています。

2021年8月現在、特にリバウンドする様子はありません。順調に健康生活は続いています。

筋肉を増やすのは痩せるよりも難しく、僕の身体を使った育成ゲームもついにハードモードに突入した感覚です。

筋肉を増やすためには「増量期」と「減量期」を繰り返す方法が一般的で、僕もそれに取り組んでいます。あんなに太っていた僕が、わざと体重を増やす時期を過ごすなんて何だか不思議ですよね。

そして驚くことに、今となっては「痩せるのは簡単、太るのは難しい」と思うようになったのです。

もちろん、何を食べても良いとなれば太るのは一瞬だと思いますが、本書で述べたような**身体に良いものを食べて、たくさん運動をしながら太るというのは、本当に難しい**んです。逆に言えば、それを守れば痩せていくのは当然なのですね。

先日は、健康を取り扱う雑誌に取材して頂いたのですが、その中で、専門家の先生が僕の今回のダイエットに評価をつけてくださるというコーナーがありました。先生は僕のダイエット法の良かった点を挙げてくださった上で「古川さんは健康寿命が20年ほど延びたと言えるでしょう」という言葉で締めくくっておられました。

20年という数字はインパクト大でした。1年の頑張りで20年の人生を追加したと思うと、何だかすごいですね（笑）。ありがたいことに僕は多趣味で、色んなことに夢中になってきた人生なので、**今回増えた20年で何をやってやろうか、今からワクワクしているる**ところです。

皆さんにも、それぞれ描く「痩せた後の未来」があると思います。もちろん僕のように、最初は何も想像ができなくて、でもとにかく自分を変えたくて、数字の目標だけを決めて走り出した人もいるでしょう。

それでも、何も問題はありません。

一つの目標を達成し、過去の自分を許し、自分が変わっていくことを許していく過程で、あなたの心に大きな変化が訪れることでしょう。

ダイエットとは、体重をコントロールして、健康を手に入れる行為です。

でも、「ダイエットをしようと決意すること」は「自分と真剣に向き合うこと」に他なりません。

あなたがダイエットを決意した瞬間に、自分と向き合う作業は始まっています。

自分との対話、自分との決別、自分への許し。

誰もが変化を怖がる中、大きな一歩を踏み出したあなたを、僕は応援しています。

大丈夫です、きっとうまくいきます。

どんなことにでも理由はあって、原因を考えて努力すれば、必ず結果がついてくる。

今回僕が歩いた道が、ダイエットの森の中に引かれた一本の道路になっていれば幸いです。

目標を達成し、家の外に繰り出した皆さんの目の前に、今まで見たことの無いような、色鮮やかな景色が広がっていることを願っています。

最後までお読み頂き、ありがとうございました。あなたは絶対に成功します！　信じてるよ！

カバーデザイン　小口翔平＋畑中茜(tobufune)
口絵・DTP　美創

◉著者略歴

古川洋平

ふるかわ・ようへい

クイズ作家

1983年宮城県生まれ。クイズ作家。仙台一高クイズ研究部時代に「パネルクイズ アタック25」「タイムショック21」の高校生大会で優勝。その後、立命館大学に入学しクイズソサエティーに所属。学生日本一決定戦「abc」3連覇、卒業後は社会人日本一決定戦「ABC」2度優勝などの成績を収める。2014年よりクイズ法人「カプリティオ」でクイズ作家として活躍している。

－48kgでもリバウンドなし。
別人に生まれ変わる
クイズ王式ダイエット

2021年9月15日　第1刷発行

著　者　古川洋平
発行人　見城 徹
編集人　福島広司
編集者　木田明理

発行所　株式会社 幻冬舎
〒151-0051 東京都渋谷区千駄ヶ谷4-9-7
電話 03(5411)6211(編集)
03(5411)6222(営業)
振替 00120-8-767643

印刷・製本所　図書印刷株式会社

検印廃止

ISBN978-4-344-03849-3 C0095
幻冬舎ホームページアドレス　https://www.gentosha.co.jp/

この本に関するご意見・ご感想をメールでお寄せいただく場合は、
comment@gentosha.co.jpまで。